紫杉醇合成途径关键酶基因克隆及其在银耳芽孢中的组合表达研究

辛燕花　著

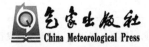

气象出版社
China Meteorological Press

内 容 简 介

本书通过从南方红豆杉和蔓地亚红豆杉中克隆紫杉醇下游合成途径的关键酶基因，运用不同的基因表达策略在银耳芽孢中进行组合表达紫杉醇合成途径的关键酶基因，获得了含有紫杉醇前体物质牻牛儿基牻牛儿基焦磷酸、紫杉二烯和类似于紫杉二烯醇，并对转基因银耳芽孢的安全性进行了评估，对利用银耳芽孢作为微生物工厂生产具有抗癌作用的紫杉醇前体物质提供了一定的依据。本书可供从事微生物、基因工程人员学习，亦可作为科研及高等院校师生参考用书。

图书在版编目（ＣＩＰ）数据

紫杉醇合成途径关键酶基因克隆及其在银耳芽孢中的组合表达研究 / 辛燕花著. -- 北京 ： 气象出版社，2023.12
ISBN 978-7-5029-8125-9

Ⅰ. ①紫… Ⅱ. ①辛… Ⅲ. ①抗癌药－生物合成－基因表达－研究 Ⅳ. ①R979.1

中国国家版本馆CIP数据核字(2023)第240618号

Zishanchun Hecheng Tujing Guanjian Mei Jiyin Kelong ji Qi zai Yiner
Yabao Zhong de Zuhe Biaoda Yanjiu

紫杉醇合成途径关键酶基因克隆及其在银耳芽孢中的组合表达研究

出版发行：气象出版社

地　　址：北京市海淀区中关村南大街 46 号	**邮政编码：**100081
电　　话：010-68407112（总编室）　　010-68408042（发行部）	
网　　址：http://www.qxcbs.com	**E-mail：**qxcbs@cma.gov.cn
责任编辑：张锐锐　郝 汉	**终　审：**张 斌
责任校对：张硕杰	**责任技编：**赵相宁
封面设计：艺点设计	
印　　刷：北京建宏印刷有限公司	
开　　本：710 mm×1000 mm　1/16	**印　张：**8.25
字　　数：153 千字	
版　　次：2023 年 12 月第 1 版	**印　次：**2023 年 12 月第 1 次印刷
定　　价：58.00 元	

本书如存在文字不清、漏印以及缺页、倒页、脱页等，请与本社发行部联系调换。

前　言

　　紫杉醇是由红豆杉属的植物产生的一类天然次生代谢产物，属于二萜类化合物，通过促进微管稳定和稳定已聚合的微管而达到抑制肿瘤细胞生长的作用，在临床上主要用于卵巢癌和乳腺癌的治疗。由于红豆杉生长缓慢且紫杉醇产量极低，因此寻找新的紫杉醇药物来源一直是研究的热点所在。随着紫杉醇生物合成途径中关键酶作用机制的逐步阐明，利用代谢工程以及组合生物合成的方法在微生物中异源表达紫杉醇及其前体药物已经成为可能。

　　本研究从南方红豆杉和蔓地亚红豆杉中克隆出 6 个紫杉醇下游合成途径的关键酶基因，并运用生物信息学的方法对它们进行了序列分析；选取合成紫杉醇途径中的 3 个关键酶基因以不同的表达策略在银耳芽孢中进行了组合表达，并且获得了含有目标产物牻牛儿基牻牛儿基焦磷酸、紫杉二烯和类似于紫杉二烯醇的银耳芽孢工程菌株，为银耳芽孢组合表达紫杉醇或紫杉醇前体物质的研究提供了依据。对转基因银耳芽孢进行了必要的安全评估，研究了 4 种不同的银耳芽孢工程菌株和非转基因银耳芽孢之间组成成分的差异及萜类代谢途径上代谢物的变化。

　　本书由国家自然科学基金项目（31071837，31272217）支持，感谢林俊芳研究员及郭丽琼教授对本书从选题、实验技术以及写作上严肃认真的指导，不足之处敬请指正。

作者

2023 年 9 月

目　录

第1章 文献综述

1.1 紫杉醇研究进展

1.1.1 紫杉醇简介

紫杉醇是 20 世纪 70 年代由 Wani 等（1971）从短叶红豆杉树皮中提取出来的一种具有独特抗肿瘤作用的二萜类天然产物。紫杉醇（$C_{47}H_{51}NO_{14}$）是一种结构复杂的二萜类化合物，它以四环二萜为基本骨架，包含 11 个手性中心（Mastropaolo et al. ,1995）（图 1.1）。

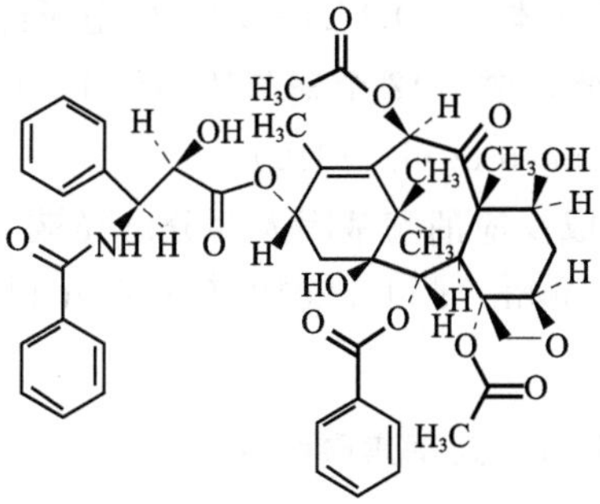

图 1.1　紫杉醇的化学结构

紫杉醇相对分子质量为 853.9,熔点 213～216 ℃,为白色结晶粉末,具有高度亲脂性,不溶于水,易溶于氯仿、酮、甲醇等有机溶剂。紫杉醇是过去数十年里发现的最好的天然抗癌药物之一,其独特的药理作用成为继阿霉素和顺铂后的热点抗癌新药。Schiff 等（1979）报告了紫杉醇的作用机制,它作用于微管蛋白。微管是真核细胞的一种纤维蛋白,与细胞的有丝分裂紧密相关,对于迅速分裂的肿瘤细胞,紫杉醇能"冻结"有丝分裂纺锤体,从而使肿瘤细胞有丝分裂停止在 G_2 期（DNA 合成后期）和 M 期（有丝分裂期）,直至死亡。现阶段,紫杉醇主要在临床上用于卵巢癌和乳腺癌的治疗,除此之外,它还对肺癌、结肠癌、直肠癌、黑色素瘤、头颈部癌、淋巴瘤及脑瘤有一定的功效（陈伟 等，2015）。由于其毒副作用比其他抗癌药物小，因此一直是开发治疗癌症药物的研究热点；同时，其独特的抗癌机理和神奇的抗癌功效，被誉为近 40 a 来天然抗癌药物研究领域最重大的发现。

1.1.2　紫杉醇生物合成途径

华盛顿州立大学 Croteau 小组从紫杉醇的结构出发，推测其可能的合成路线是从 GGPP（牻牛儿基牻牛儿基焦磷酸）开始的，到紫杉醇，共发生 19 步酶促反应。紫杉二烯合酶（ts）催化 GGPP 环化生成紫杉二烯，被认为是紫杉醇合成的第 1 步。随后进行了 8 次羟基化反应，其中 2 个羟基乙酰化，1 个苯甲酰化，再经过 C13（碳 13）位侧链的酯化反应，最终形成紫杉醇（Croteau et al.，2006）。这个过程中，羟基化均由细胞色素 P450 氧化酶（P450s）催化。这类酶催化反应通过电子传递系统，将电子从 NADH/NADPH（还原型辅酶Ⅰ/还原型辅酶Ⅱ）转移到微粒体系统中的 NADPH 依赖型细胞色素 P450 还原酶（CPR），或铁氧蛋白还原酶，然后到 P450s；这样使得分子氧（O_2）还原活化，随后将一个氧原子插入底物。CPR 将电子供体 NADH/NADPH 的电子经过 FAD（黄素腺嘌呤二核苷酸）和 FMN（核黄素-5-磷酸）2 个辅基传递给 P450s，然后 P450s 才能与底物发生氧化还原反应（Jensen et al.，2010）。

参与紫杉醇生物合成反应的酶基因大部分已经被克隆，而且多数基因也得到了功能鉴定（Guerra-Bubb et al.，2012；Kirby et al.，2009；Walker et al.，2001）。

1.1.2.1　牻牛儿基牻牛儿基焦磷酸合成酶

Hefner 等（1998）从加拿大红豆杉（*Taxus canadensis*）中分离得到了 *gg-pps* 基因（牻牛儿基牻牛儿基焦磷酸合成酶基因）。他们以从被子植物中获得的类 *ggpps* 基因的片段为探针，从加拿大红豆杉的 cDNA（互补 DNA）文库中克隆出了该基因的片段，将该基因以酵母作为异源宿主进行表达鉴定了该基因的功能。该 *ggpps* 基因包含一个 1179 bp[①] 的开放阅读框，编码一条 393 个氨基酸残基的多肽链，推导的分子量约为 42.6 kDa[②]，该多肽链还有一个 N-信号转运肽，说明该酶可能位于细胞的质体中。

---

① bp 表示碱基对，下同。
② 道尔顿（Da）是用来衡量原子或分子质量的单位，表示 C12 原子质量的 1/12，1 kDa＝1000 Da，下同。

1.1.2.2 紫杉二烯合酶

紫杉二烯合酶是紫杉烷类化合物生物合成的第一个关键酶,它催化 GGPP 环化生成紫杉烯,被认为是决定前体复合物是否能够合成紫杉醇的关键酶,虽然它不是整个紫杉醇生物合成途径中的限速酶,但由于该酶是紫杉醇生物合成的"开关",因此一直是研究的焦点所在。

1.1.2.3 紫杉烯 5α-羟基化酶

在紫杉醇合成过程中,紫杉烯 5α-羟基化酶催化紫杉醇生物合成中的第一个羟基化反应,将紫杉二烯骨架分子的 C5 以及 C20 分别氧化,最终形成紫杉二烯-5α-醇。

1.1.2.4 紫杉烯醇 5α-乙酰氧化基转移酶

紫杉烯醇 5α-乙酰氧化基转移酶将紫杉二烯-5α-醇酰基化,而紫杉二烯-5α-醇和被酰基化的紫杉二烯-5α-醇分别是紫杉烷 13α-羟基化酶和紫杉烷 10β-羟基化酶的催化底物,进而向 2 条不同的代谢支路前进,因此紫杉烯醇 5α-乙酰氧化基转移酶是紫杉醇代谢途径中的一个中转酶,代谢前体物质经过它的作用后分成 2 条支路,但是最后的目标产物都是紫杉醇。

1.1.2.5 紫杉烷 10β-羟基化酶

紫杉烷 10β-羟基化酶负责催化紫杉醇生物合成途径中的第二个羟基化反应,该羟基化反应发生在紫杉醇核心骨架的 C10 位置上,将紫杉二烯 5α-乙酰酯 C10 羟基化,生成 10β-羟紫杉二烯 5α-乙酰酯。

1.1.2.6 紫杉烷 7β-羟基化酶

紫杉烷 7β-羟基化酶负责催化紫杉素,形成紫杉烷 7β-羟基化酶。

1.1.2.7 紫杉烷 2α-羟基化酶

紫杉烷 2α-羟基化酶在序列相似性、酶动力学等方面和紫杉烷 7β-羟基化酶最接近,其都能以紫杉素作为底物,而且能互相将各自的羟基化物氧化,转化成紫杉烷 2α-羟基化酶。

1.1.2.8 紫杉烷 13α-羟基化酶

紫杉烷 13α-羟基化酶在合成紫杉醇过程中负责催化紫杉二烯-5α-醇形成紫杉二烯-5α,13β-二醇,其催化的底物经过紫杉烯醇 5α-乙酰氧化基转移酶的酰基化作用,形成紫杉烷 10β-羟基化酶的催化底物,因此紫杉烷 13α-羟基化酶和紫杉烷 10β-羟基化酶处于 2 条不同的催化途径上,2 条途径最终都可形成紫杉醇,但这 2 个酶不能催化对方的羟基化产物。

1.1.2.9　紫杉烷 2α-苯甲基酰基转移酶

紫杉烷 2α-苯甲基酰基转移酶能将 2-二苯甲酰基-7-13-二乙酰浆果赤霉素 Ⅲ 酰基化,得到产物 7,13 二乙酰浆果赤霉素 Ⅲ,该酶的天然催化机制至今尚未完全阐明。

1.1.2.10　紫杉烷 14β-羟基化酶

紫杉烷 14β-羟基化酶能够催化 5α-乙酰氧基-10β-羟基-紫杉-4(20),11(12)-二烯,生成 5α-乙酰氧基-10β,14β-二羟-紫杉-4(20),11(12)-二烯,但对 5α,13α-二羟基-紫杉-4(20),11(12)-二烯没有作用,推断该酶可能不参与紫杉醇合成,但参与紫杉烷类的支路合成途径,其能够催化紫杉烷类化合物的 14 位羟化,形成 14 位氧化的紫杉醇衍生物。

1.1.2.11　C13-苯基丙酸-侧链-CoA 转移酶

C13-苯基丙酸-侧链-CoA 转移酶在紫杉醇合成途径中对巴卡亭 Ⅲ 的 C13 侧链位置进行酰基化作用,以 β-苯丙氨酸酰辅酶 A 作为酰基供体,得到 β-苯丙氨酸酰浆果赤霉素 Ⅲ。

1.1.2.12　紫杉烷 C13-侧链-N-苯甲酰转移酶

紫杉烷 C13-侧链-N-苯甲酰转移酶催化紫杉醇生物合成途径中的最后一步,负责催化带有不完全侧链的紫杉醇前体物质 3′-N-去苯甲酰基紫杉醇形成紫杉醇。

1.1.2.13　10-去乙酰巴卡亭 Ⅲ-10β-乙酰转移酶

10-去乙酰巴卡亭 Ⅲ-10β-乙酰转移酶负责催化 10-去乙酰巴卡亭 Ⅲ 酰基化生产巴卡亭 Ⅲ,后者是化学半合成紫杉醇的前体物质。

1.1.3　紫杉醇代谢工程研究进展

传统的紫杉醇生产方法大量破坏了原本已经十分稀缺的红豆杉类树种资源;化学全合成的方法成本太高且效率太低;化学半合成的方法暂时可以缓解现阶段紫杉醇药源的问题,但是依然成本过高;微生物发酵法由于一直无法获得高产量的超级菌株,而无法真正有意义地应用于生产实践中。因此,寻找新的紫杉醇生产途径依然是现阶段科学家们的主要任务。在紫杉醇生物合成功能基因的研究基础上,有关紫杉醇药物中间体紫杉烯的合成生物学研究得以深入开展,在大肠杆菌、酵母、番茄、小立碗藓和拟南芥等宿主中均已进行研究。

通过代谢工程在微生物细胞中组合表达紫杉醇生物合成相关基因,利用"微生物工厂"来生产紫杉醇前体物质巴卡亭Ⅲ,再半合成紫杉醇,是一条具有广阔前景的、较为可行的途径(王伟 等,2013)。迄今为止,已在大肠杆菌细胞中进行了紫杉醇功能基因的组合表达研究,并取得了重大进展。首先,Huang 等(2001)将太平洋红豆杉的紫杉二烯合酶、草生欧文氏菌牻牛儿基牻牛儿基二磷酸合成酶(ggdps)、裂殖酵母异戊烯基焦磷酸异构酶(IDI)、大肠杆菌脱氧木酮糖磷酸合成酶(DXS)4 个酶基因分别采用 3 个不同复制子($pBR322$,$pSC101$,$p15A$)的质粒表达系统在大肠杆菌 BL21(DE3)中进行组合诱导表达,获得大肠杆菌工程菌合成紫杉烯,粗提物称重 1.3 mg·L^{-1}。此后,王伟等(2005a)构建了大肠杆菌的工程菌株表达紫杉二烯合酶,它们组合表达大肠杆菌自身的 *DXS* 和 *IDI*、辣椒的 *ggdps* 以及中国红豆杉的 *ts* 4 个功能酶基因,其中辣椒 ggdps 具有直接缩合 3 分子 IPP(异戊烯基焦磷酸)和 1 分子 DMAPP(二甲基烯丙基焦磷酸)合成 GGDP 的多步催化功能,最终检测到了紫杉烯目标产物。

随着生物合成学的快速发展(Ajikumar et al.,2008;Kirby et al.,2009;Leonard et al.,2010)和利用微生物代谢工程成功合成青蒿素取得进展(Ro et al.,2006),紫杉醇及其中间产物的代谢工程也开始有了新的突破。Rontein 等(2008)通过穿膜工程构建了紫杉烯 5α-羟基化酶和 CPR 的融合基因,即利用含有 $p15A$ 复制位点的质粒载体 pACYC184 构建了 5α-羟基紫杉烯合成模块(p10At24T5αOH-tTCPR)。把氧化模块转化到高产紫杉烯的工程菌株后,获得的工程菌株能高效地进行第 1 步的氧化反应,经过最终优化发酵的 5α-羟基紫杉烯的产量为 58 mg·L^{-1},比在酵母细胞中报道的产量提高约 2400 倍,且伴随着几乎等量的副产物 OCT(氨基甲酰鸟氨酸转移酶)的积累(Ajikumar et al.,2010)。

Ajikumar 等(2010)利用多元模块代谢工程方法在大肠杆菌中合成紫杉烯的研究取得了重大突破。以紫杉醇药物中间体紫杉烯生物合成的中间体 IPP 为节点分成 2 个模块:宿主菌自身 MEP(2-C-甲基-D-赤藓糖醇-4-磷酸)途径合成 IPP 的上游功能模块和异源萜类合成的下游功能模块。上游模块是利用 *Trc* 启动子控制 MEP 途径的 4 个限速酶基因(*dxs-idi-ispDF*)并整合在宿主染色体上的操纵子;下游模块是利用复制子 *pSC101* 控制异源的 *ts*,*ggdps* 2 个酶基因融合表达,转化大肠杆菌构建成生物合成紫杉烯的工程菌。其中,摇瓶发酵水平高产紫杉烯的工程菌 26(EDE3Ch1TrcMEPp5T7TG)产量为 300 mg·L^{-1},再利用 1 L 的生物反应器进行补料批次发酵,同时覆盖 20% 正十二烷的双液相发酵,降低分泌到培养基中的紫杉烯挥发,在控制甘油含量的合成培养基中紫杉烯的产量提高到 1020 mg·L⁻¹(Ajikumar et al.,2010)。这种多元模块方法使用不同的启动子和基因拷贝数组合调节紫杉烯上游和下游途径的不同基因表达,同时计算上游和下游代谢途径基因拷贝数和启动子转录效率,优化了紫杉烯合成的代谢平衡。通过把上游模块整合到基因组,从而减少宿主在抗性胁迫条件下质粒表达载体的代谢负荷。多元模块阐明了紫杉烯合成的非线性代谢流,紫杉烯的产量也明显地影响工程菌的生长状态、乙酸的积累和甘油的消耗;但也可以通过生物反应器的发酵条件、生长培养基的成分优化进一步提高紫杉烯的产量(王伟 等,2013)。

与大肠杆菌相比,酵母表现出更活跃的异戊二烯代谢功能,从而在细胞膜中积聚大量的三萜类物质麦角固醇。DeJong 等(2006)分别构建了含 HMG-CoA 和 ggdps 的融合载体、含紫杉二烯合酶的表达载体。共转化酵母细胞,通过 GC-MS(气质联用)分析检测工程酵母的代谢产物。王伟等(2005b)克隆了酵母的羟甲基戊二酰 CoA 还原酶基因和牻牛儿牻牛儿基二磷酸合成酶基因,并构建了其融合表达载体 pGBT9/HG,构建了包含紫杉二烯合酶基因的表达载体 pADH/ts;将这 2 个表达载体共转化酵母细胞,通过 GC-MS 分析检测工程酵母的代谢产物,结果表明获得的工程酵母能够合成紫杉烯。Engels 等(2008)利用组成型的 3-磷酸甘油酸激酶基因启动子和 4 个不同的附加体型质粒,在酿酒酵母细胞中同时高表达中国红豆杉紫杉二烯合酶基因、硫叶细菌的 *ggpps* 基因、酵母自身的 HMG1 还原酶催化结构域和甾醇合成相关基因 UPC2-1 4 个基因,获得的工程菌株 CEN10 紫杉烯的产量达 8.7 mg·L⁻¹。

有关紫杉醇药物中间体紫杉烯的合成生物学研究,在其他宿主中也越来越多。Kovacs 等(2007)将紫杉二烯合酶引入番茄后,通过 GC-MS 分析检测工程番茄的代谢产物,结果表明获得的工程番茄株能够合成紫杉烯,产量为 0.16 mg·g⁻¹。研究人员同样将外源的紫杉二烯合酶转入苔藓后,检测到了紫杉烯目标产物(Anterola et al.,2009)。同样,在拟南芥和人参中引入外源的紫杉二烯合酶,都能够检测到目标产物紫杉烯,产量分别为 9.1 μg·g⁻¹ 和 20 ng·g⁻¹ (Besumbes et al.,2004;Cha et al.,2012)。

1.2 多基因表达系统的研究进展

后基因组学研究表明,细胞的生物学功能需要多个相关基因或蛋白共同作用(楚素霞 等,2011)。通过基因工程技术构建多基因表达系统来表达蛋白,已经成为主要的技术手段。多基因表达系统所使用的宿主越来越多,针对各个宿主的多基因表达系统的研究也越来越多,本节只论述食用菌中的表达系统。许多研究者开始致力于食用菌基因工程的研究。以食用菌作为新的基因工程的受体生产人们所期望的外源蛋白,其主要特点是食用菌安全可食用,且具有很强的外源蛋白分泌能力,基因组较小,易于进行基因操作(赵姝娴 等,2007)。在食用菌中表达多个基因的方法主要有 3 种。

(1)多个载体共转化:将不同载体上的多个基因同时导入食用菌基因组中。多个载体在食用菌中进行共转化的研究比较多。郭丽琼等(2008b)采用 PEG(聚乙二醇)介导的原生质体法,将表达质粒 pAN7-1(含有构巢曲霉启动子 gpd-An 和潮霉素抗性基因 hph)和 pLg-hph(含香菇 gpd-Les 启动子和 hph 基因)转化进银耳芽孢的细胞中,获得高效表达。Lin 等(2008)采用 PEG 介导的原生质体法,将表达质粒 pAN7-1(含有构巢曲霉 gpd-An 启动子和 hph 基因)和 pBlue-GFP(含有绿色荧光蛋白基因)共转化到白灵侧耳中,获得了高效表达。Cheng 等(2009)采用 PEG 介导的原生质体法,将表达质粒 pCc1001(含有 $trp1$＋筛选标记)分别和 pgLes-mfc,pgFvs-mfc 和 pgVv-mfc 共转化,获得了高效表达。

(2)一个启动子驱动多个基因:在一个启动子下面克隆多个基因。本研究通过营养缺陷的方法,将表达质粒 pgGT(含 1 个香菇 gpd-Les 启动子和 gg-pps,ts 基因)遗传转化灰盖鬼伞后,能够得到预期的目标产物。

(3)多个基因构建到单个表达载体中:通过一次转化事件获得多个基因表达。由一个载体携带多个表达盒,每个基因有各自独立的启动子,在食用菌体内表达各自产物。本研究通过营养缺陷的方法,将表达质粒 pgGgT(含 2 个香菇 gpd-Les 启动子和 $ggpps$,ts 基因)遗传转化灰盖鬼伞后,可获得预期的目标产物。

在食用菌中采用的表达模式大部分是多个表达载体共转化宿主,在一个表达载体上同时表达多个基因的体系建立的比较少。

1.3　银耳的研究进展

银耳($Tremella\ fuciformis$),首次栽培记载为 1800 年,主要分布于亚热带,少量分布于热带、温带和寒带,各地都有大量培植。我国银耳产区主要集中在四川通江和福建等地。

1.3.1　银耳的生物学特性

银耳,俗称白木耳,属于真菌门、异隔担子菌亚纲、银耳目(Tremellales)、银耳科(Tremellaceae)、银耳属(*Tremella*)。银耳属中温、好气性真菌。银耳是一种腐生真菌,只能营腐生,吸收腐朽树木养分。它能分解枯死树木的纤维素,但不能在活树上生长。它与伴生菌香灰菌(羽状菌)共生,借助伴生菌的羽状菌丝分解木屑,为其提供营养以便生长发育。通常把从银耳子实体分离培养出的菌种称为芽孢菌种,为银耳纯菌种,这种菌种不能直接在锯末上繁殖。

1.3.1.1　银耳的形态特征

银耳具有 4 个特征:①二型性生活史,单倍体阶段为酵母状,双核体阶段的菌丝具有锁状联合;②具桶孔隔膜,并具有膨大的膜质环结构;③纵隔担子;④属于非典型的双因子交配系统,即 A 位点只有 2 个等位基因,B 位点有多个等位基因(Min et al.,2012)。

银耳的生活循环由 2 个阶段组成,即营养生长阶段和繁殖阶段。在营养生长阶段有 2 种营养体形态:芽孢和菌丝。银耳的酵母状分生孢子(芽孢),包括银耳担孢子繁殖而来的孢子和银耳节孢子繁殖而来的孢子。银耳芽孢为酵母状,单倍体,通过芽殖进行无性繁殖。银耳的菌丝有单核菌丝与双核菌丝。可亲和的单核菌丝质配后形成双核菌丝,具有锁状联合。

新鲜的银耳子实体为白色、半透明,由波曲的耳片组成。干银耳硬而脆,为白色或米黄色。其子实层生于耳片外表面,担子为卵球形或近球形,被纵隔膜分割成 4 个细胞,每个细胞上生 1 枚细长的担孢子梗,担孢子梗上着生 1 枚担孢子。担孢子在显微镜下无色透明,成堆时呈白色,卵圆形。担孢子萌发时产生芽管,延伸形成菌丝,也会以出芽方式产生芽孢。单核菌丝和双核菌丝受到机械刺激后会形成芽孢,芽孢在经过较长时间的培养,并且在培养基表面较干燥的情况下会长出菌丝。芽孢是单倍体,单核、双核菌丝与芽孢之间如何转变未见报道。

1.3.1.2　银耳的生活史

银耳存在 2 种营养生长方式,如图 1.2 所示。①出芽增殖方式:在出芽增殖方式下,银耳担孢子可以像酵母一样长出芽体,进行出芽增殖,产生大量单核单细胞酵母状芽孢子。②菌丝生长方式:在菌丝生长方式下,担孢子可以萌发长成单核菌丝体。不同极性的单核菌丝体间进行交配,可产生双核菌丝体。双核菌丝体可继续生长,产生大量菌丝,或进行分化,产生子实体进行有性生殖(徐碧如,1980)。

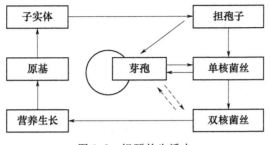

图 1.2　银耳的生活史

1.3.2　银耳的生长条件

银耳直接利用纤维素和木质素的能力很弱,因此有赖于其伴生菌分解大分子化合物后,再从中摄取养分。银耳能利用葡萄糖、蔗糖、麦芽糖、半乳糖、甘露糖、木糖、纤维二糖、乙醇及醋酸钠等碳源和蛋白胨、铵态氮、硫酸铵等有机氮。银耳菌丝生长适温 26～28 ℃,子实体生长适温 22～25 ℃;最适 pH 值为 5.2～5.8;漫射光能促进其子实体的形成,而且发育良好,色白,质优。银耳生长的适宜基质含水量为 58%～69%,低于香灰菌丝,为了更有利于银耳菌丝的生长,其培养料含水量以 50%～55% 为宜。银耳子实体形成需要较高的相对湿度,为 90% 左右。银耳是一种好气性真菌,整个生长发育过程需要充足的氧气。

银耳芽孢在 15～32 ℃ 均能萌发形成菌丝,其中以 22～25 ℃ 最为适宜;其生长最适 pH 值为 5～7;芽孢的抗寒能力较强,在 0 ℃ 下放置 2 周也不会失去活力,但在 36 ℃ 以上很快会死亡。

1.3.3　银耳的价值

据中国医学科学院营养卫生研究所分析,干银耳内蛋白质含量 5.0%～6.0%,脂肪含量 0.6%～1.2%,碳水化合物含量 44.0%～79.0%,粗纤维含量 1.1%～2.7%,灰分含量 3.1%～7.2%。每百克干银耳中含钙 132～381 mg,磷 250～288 mg,铁 11～30 mg,硫胺素 0.002 mg,核黄素 0.14 mg,尼克酸 1.5 mg。此外,银耳还含有多种维生素(如 B_1 和 B_2)及硫、镁、钾、钠等人体必需元素。

据福建省三明市真菌研究所分析,银耳蛋白质中含有 18 种氨基酸:亮氨酸、异亮氨酸、苯丙氨酸、缬氨酸、脯氨酸、精氨酸、赖氨酸、丙氨酸、苏氨酸、甘氨酸、丝氨酸、谷氨酸、天门冬氨酸、胱氨酸、组氨酸、甲硫氨酸、丁氨酸、半胱氨酸

（微量），其中有 7 种为人体必需氨基酸。

按中医理论分析，银耳性平，味甘、淡，具有滋阴润肺、强精补肾、养胃生津、益气和血、补脑强心、丰肌泽肤等功效，对因肺胃阴虚引起的劳咳、咽干、咯血、盗汗、呃逆、口疮等均有辅助治疗作用（Guo et al.，2004a，2004b）。据《中国药物大辞典》中记载："本品入肺、脾、胃、肾、大肠五经，主治肺热咳嗽，肺燥干咳，痰中带血，产后虚弱，肺热胃炎，大便困结，便血。"银耳还可以提高人体的免疫力（Gao et al.，1997，1998），抗肿瘤、抗炎（Ukai et al.，1992），抗氧化（Vinogradov et al.，2004）；银耳对降低血糖、延缓衰老也有很明显的作用（Tsai et al.，2003）。

1.3.4　银耳的研究状况

目前，中国在银耳生物学特性、生活史、纯菌种分离、混合菌种生产、段木和袋料栽培技术（特别是袋栽技术）方面，已取得举世瞩目的成绩，使我国的银耳生产保持世界领先水平。

1.3.5　银耳的遗传转化

1.3.5.1　电击法

电击法的原理是利用直流短电脉冲对细胞膜进行可恢复性击穿，同时迅速极化，以提高细胞的传导性和渗透性，促使外源 DNA 进入细胞。电击法因其高效、低毒、操作简便、可控等优点，在细菌、酵母菌、丝状真菌及动植物细胞外源 DNA 转化上得到了广泛应用。

电击法已成功应用于平菇（Peng et al.，1993；贾建航 等，1997；周金树，1994）、杨树菇（Noël et al.，1994）、紫孢侧耳（燕克勤 等，1996）、双孢蘑菇（Van-de-Rhee et al.，1996）、金针菇（成亚利 等，1997）、银耳（Zhu et al.，2006）的遗传转化。由于担子菌细胞壁结构复杂，因此电击对象主要是由担子菌孢子、菌丝体、子实体制备的原生质体。随着电击法不断改进和发展，产生了一种称为"电注射法"的技术，可直接在带壁的植物组织和细胞上打孔，将外源 DNA 导入植物细胞。该技术已在丝状真菌粗糙脉胞菌和青霉的菌丝和分生孢子转化上应用并取得成功，在担子菌上直接电击转化孢子、菌丝、子实体的报道较少。利用此方法对银耳芽孢的完整细胞进行目的基因转化已获得成功（Guo et al.，2008）。

1.3.5.2　醋酸锂法

醋酸锂法是由 Ito 等（1983）首先创立的。其原理是醋酸锂具有增大细胞膜通透性及 DNA 与细胞结合能力的作用。同时对细胞进行热激处理,引起蛋白特异性变化,使质粒 DNA 更易进入细胞,且可消除降解质粒的其他胞内成分。醋酸锂法的基本做法是利用醋酸锂或其他一价金属离子处理对数生长期的细胞,使之成为感受态,在预处理细胞内加入一定浓度的 PEG 和质粒 DNA,进行热激转化,转化后的细胞涂布于选择培养基中选择转化子。细胞的浓度、醋酸锂浓度、质粒 DNA 的用量及转化时间等因素对其转化效果均有影响。

醋酸锂法在酵母细胞的遗传转化上得到了较为广泛应用,其转化效率可达到 1×10^4 个(转化子)· $\mu g(DNA)^{-1}$ (Gietz et al. ,2002)。在食用菌遗传转化中,Binninger 等(1987)将此方法成功应用于灰盖鬼伞。谢宝贵等(2005)利用醋酸锂法将蜜蜂抗菌肽基因(AP)转化到银耳芽孢完整细胞,获得了大量的抗性菌落。醋酸锂法可以介导完整细胞的转化,无须制备原生质体,其操作简便,为不易获得原生质体的真菌遗传转化提供了良好的途径。

1.3.5.3　限制性核酸内切酶介导的 DNA 转化法

限制性核酸内切酶介导的 DNA 转化法(REMI)是 20 世纪 90 年代发展起来的一种能较大幅度提高转化率的方法。此方法的主要原理是限制性核酸内切酶穿透细胞膜和核膜,在特异的酶切位点活体切断染色体 DNA,产生的染色体 DNA 末端就会在宿主细胞酶系的作用下与限制性核酸内切酶切断的线性化的质粒 DNA 相连接。

Schiestl 等(1989)第一次在酿酒酵母上成功使用该方法。白假丝酵母(Brown et al. ,1996)、灰盖鬼伞(Granado et al. ,1997)和香菇(Sato et al. ,1998)应用此方法进行遗传转化均能有效地提高转化率。有些真菌的转化率可提高 20~60 倍(Sato et al. ,1998)。Zhu 等(2006)采用此方法将粪透明颤菌血红蛋白基因(VHb)转化到银耳芽孢,经潮霉素鉴定及分子鉴定,最终获得了转化子银耳芽孢。随后,有研究者利用 REMI 将人胰岛素基因成功转化到银耳芽孢(谢宝贵 等,2007)。

1.3.5.4　超声波介导法

超声波介导的基因输送是一种较新的方法。由于超声波长期在疾病无损诊断和治疗中广泛应用,因此这种方法也得到广泛关注。一定辐照剂量的超声波可使细胞膜形态发生可逆性变化,导致基因进入细胞。超声波介导的遗传转化法在食用菌中的研究应用并不广泛。但是,在银耳芽孢中使用该方法进行遗传转化的研究已有报道。谢宝贵等(2005)通过超声波介导的方法遗传转化银耳芽孢,实验中质粒 DNA 转化率最高达到 754.7 个(转化子)· $\mu g(DNA)^{-1}$,

银耳芽孢转化率达到 1.28%。

1.3.5.5 PEG 转化法

PEG 转化法通过 PEG 的介导作用,将外源基因转入原生质体中,其主要原理是 PEG 能使细胞膜之间或 DNA 与细胞膜之间形成分子桥,促使细胞接触和粘连,或是通过引起表面电荷紊乱,干扰细胞间的识别,而有利于细胞间的融合或外源 DNA 的进入。Ca^{2+} 能够进一步促进原生质体吸收外源 DNA。

PEG 转化法在食用菌转化中应用广泛。平菇(Kim et al.,1999;Peng et al.,1993)、草菇(王春晖 等,1999)、灵芝(李刚 等,2004)中应用此方法进行遗传转化均能有效地提高转化率。在银耳芽孢中,利用 PEG 介导的遗传转化也有研究。郭丽琼等(2008a)采用 PEG 介导的原生质体法把表达质粒 pAN7-1(含有构巢曲霉 *gpd-An* 启动子和 *hph* 基因)和 pLg-hph(含香菇 *gpd-Les* 启动子和 *hph* 基因)转化进银耳芽孢的细胞中,获得高效表达。

1.3.5.6 农杆菌介导的转化法

农杆菌是一种普遍存在于土壤中,能够诱导双子叶植物产生冠瘿瘤或发状根的革兰氏阴性菌,最早应用于植物转化,根据所含质粒不同可分为根瘤农杆菌和发根农杆菌,其中常用于基因工程转化的是含有 Ti 质粒的根瘤农杆菌。在转化过程中,农杆菌将 Ti 质粒上的 T-DNA(转移 DNA)区转入受体细胞中(Chilton et al.,1977)。T-DNA 的末端是含有 24 个碱基的重复序列(Zambryski et al.,1980),称为 *LB* 和 *RB*。在 T-DNA 区,转化只与 *LB* 和 *RB* 有关,而与这两者之间的基因没有任何关系(Garfinkel et al.,1981)。其中,*RB* 比 *LB* 更为重要。*LB* 的切除对 T-DNA 的转移和整合没有影响,*RB* 的切除虽不影响 T-DNA 转移到受体细胞中,却极大地降低了 T-DNA 的整合频率。因此,T-DNA 的整合对 *RB* 的要求比 *LB* 严格。

在食用菌中,农杆菌介导的研究最早报道于双孢蘑菇,Chen 等(2000)用农杆菌侵染切成细块的菌褶,而不是担孢子,使转化率得以大幅提高,为 30%~40%。在银耳芽孢中,利用农杆菌介导的遗传转化也有研究。通过农杆菌介导的方法,将人的胰岛素 *BCA* 基因遗传转化到银耳芽孢后,得到抗性菌落(郭益童,2010)。

1.4 本研究的目的和意义

紫杉醇是一种具有独特抗癌作用的四环二萜类化合物,能有效治疗卵巢癌、肺癌和乳腺癌等多种癌症。由于其毒副作用比其他抗癌药物小,因此一直是开发治疗癌症药物的研究热点。同时,其具有独特的抗癌机理和神奇的抗癌功效,被誉为近 40 a 来天然抗癌药物研究领域最重大的发现。由于紫杉醇尚无法高效生产,因此需要拓展紫杉醇的来源方式,增加紫杉醇的供给量,从而挽救和延长更多患者的生命,造福于人类。

利用转基因生物来生产外源物质(生物反应器),是基因工程领域的研究热点之一,现已成功用于生产药用蛋白、抗体、口服疫苗等。生物反应器是目标基因产物的定向生产系统,是一个通用平台,人们需要生产哪种基因产品,就向生物反应器中转入哪种基因。已经研发的生物反应器包括:原核生物的生物反应器、酵母生物反应器、植物生物反应器、动物生物反应器。这些生物反应器各具优点,但也存在一些问题,列表分析如下(表 1.1)。

表 1.1　4 种生物反应器的比较

生物反应器	优点	缺点
原核生物的生物反应器	外源基因转化容易,后代稳定	发酵罐生产,设备投资大,生产成本高,表达真核基因缺少修饰
酵母生物反应器	外源基因转化容易,后代稳定	发酵罐生产,设备投资大,生产成本高,表达真核基因缺少修饰
植物生物反应器	人工种植,设备投资少,生产成本低,表达真核基因能很好地修饰	外源基因转化难,后代易分离
动物生物反应器	人工饲养,设备投资少,生产成本低,表达真核基因能很好地修饰	外源基因转化难,后代易分离

从上表可以看出,原核生物、酵母生物反应器所具有的优点,在植物和动物生物反应器中不具备;相反,植物和动物生物反应器所具有的优点恰是原核生物、酵母生物反应器所没有的。

本研究的目标是:构建一种同时具备上述 4 种生物反应器的优点,并且克服其缺点的生物反应器,为促进紫杉醇及其前体物质的生产做尝试。而大型真菌作为潜在的外源宿主本身就能产生丰富的萜类次生代谢物质,这说明其生物体内有着完善的萜类物质代谢网络,能够为外源构建的紫杉醇生物合成网络提供庞大的代谢池。

银耳的双型性(芽孢和菌丝体)使得它既有原核生物和酵母菌的生长特点,又有高等生物分化发育过程。银耳芽孢的生长特性与原核生物和酵母菌类似,其培养容易,生长速度快,可形成单菌落,是进行遗传转化研究的理想材料。银耳芽孢可以进行高密度发酵,发酵 4 d 菌体浓度可达到 3.3×10^{10} 个·mL^{-1},菌体产量可达到 23 g·L^{-1}。由于银耳能进行有性生殖,并能通过分化发育形成具有组织结构的大型子实体,因此可作为分化发育研究的材料。所以说,银耳是一种特殊的生物材料,可能成为一种新的模式生物应用于生命科学研究中。银耳是一种食药兼用的真菌,既可进行大规模人工栽培生产子实体,也可应用发酵技术培养芽孢营养体,无论是子实体还是芽孢,都无毒无害,可以食用。银耳的菌种生产通过无性繁殖技术,后代不会发生分离。如果作为外源基因表达的生物反应器,其基因产品的生产方式有 2 种,人工种植和发酵生产,可根据具体情况进行选择,它将促进基因工程产品的研发与生产。

银耳的遗传转化的基础研究也有所开展(Guo et al.,2008;Zhu et al.,2006),为本研究提供了一定的参考依据。

本研究的目的是:

(1)以蔓地亚红豆杉(*Taxus* × *media*)和南方红豆杉(*Taxus chinensis* var. *mairei*)为材料,克隆紫杉醇下游合成代谢途径中的部分关键酶基因,对其进行生物信息学分析,预测目的酶蛋白的性质。

(2)将不同的合成紫杉醇关键酶基因,采用不同的策略遗传转化银耳芽孢,旨在获得能够合成紫杉醇的前体物质的工程菌株。

(3)对银耳芽孢原种和工程菌株之间的表观遗传、近似组分、糖类组成、微量元素组成、氨基酸组成及萜类化合物之间的差异进行分析比较,研究不同外源基因对银耳芽孢代谢途径的影响,探讨转基因银耳芽孢和非转基因银耳芽孢在营养成分上是否有实质等同性。

本研究以银耳芽孢为异源宿主,结合生物信息学,探索内源萜类生物合成途径,构建含有紫杉醇下游代谢途径关键酶基因的工程菌株。以紫杉醇二萜生物合成前体物质香叶基香叶醇(GGOH)、紫杉二烯、紫杉二烯醇为目标产物,综合考察合成生物学与代谢工程元件构件技术、遗传操作技术和产物分离及检测技术,以探讨外源基因编码的蛋白嵌合内源萜类生物合成途径,并催化生产新型精细化合物的可能性,为日后在大型真菌中开展紫杉醇的代谢工程提供了理论基础,为生产紫杉醇及其中间产物提供一种新的途径。

1.5 本研究的技术路线

本研究的技术路线如图 1.3 所示。

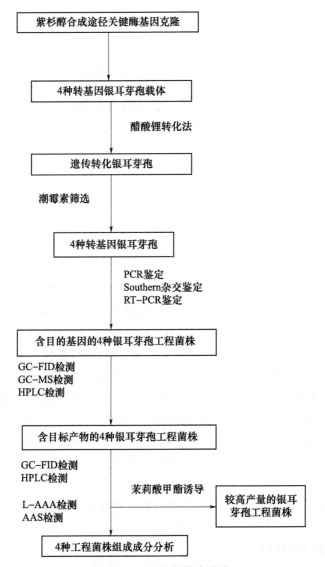

图 1.3　本研究的技术路线

（PCR 为多聚酶链式反应，RT-PCR 为反转录 PCR，Southern 为核酸杂交检测，
GC-FID 检测为气相色谱火焰检测，HPLC 检测为高效液相色谱检测，
L-AAA 检测为液相色谱氨基酸分析检测，AAS 检测为原子吸收光谱检测）

第 2 章　紫杉醇生物合成相关基因的克隆及序列分析

2.1　引言

人们对紫杉醇的生物合成途径的研究已有 20 a 以上的历史,科学家们在逐步揭开其神秘的面纱。华盛顿州立大学 Croteau 小组从紫杉醇的结构出发,推测其可能的合成路线是:从 GGPP 开始,到紫杉醇,共发生 19 步酶促反应。

紫杉醇合成途径关键酶基因的获得是开展紫杉醇代谢工程的物质基础,人们已先后从加拿大红豆杉(Hefner et al. ,1998)、太平洋红豆杉(*Taxus brevifolia*)(Hezari et al. ,1995)、东北红豆杉(*Taxus cuspidata*)进行了基因克隆。

本研究以南方红豆杉和蔓地亚红豆杉为实验材料,根据美国国立生物技术信息中心(NCBI)数据库中已有的目的基因序列,设计特异性的引物,利用 PCR 和 RT-PCR 技术分别克隆出部分紫杉醇下游合成代谢途径关键酶基因的基因组 DNA 序列和 cDNA 序列,包括蔓地亚红豆杉紫杉烯 5α-羟基化酶基因、紫杉烯醇 5α-乙酰氧化基转移酶基因、紫杉烷 10β-羟基化酶基因、紫杉烷 7β-羟基化酶基因,以及南方红豆杉紫杉烷 2α-苯甲酰基转移酶基因、C13-苯基丙酸-侧链-CoA 转移酶基因,对所克隆目的基因采用生物信息学软件和在线网站进行结构分析和性质预测,为后续的实验奠定物质基础和理论基础。

2.2　材料与方法

2.2.1　材料

2.2.1.1　实验材料

南方红豆杉、蔓地亚红豆杉,均购自广东省韶关市金山地红豆杉科技有限公司。

2.2.1.2　实验试剂

exTaq 酶、dNTP 和 RT-PCR 试剂盒 PrimeScript™ RT-PCR Kit 购自大连宝生物工程有限公司,RNA 提取试剂盒购自天泽基因工程有限公司,胶回收和质粒小量提试剂盒购自天根生化科技有限公司,引物合成由上海生工生物工程有限公司完成,测序由华大基因有限公司完成,常规试剂均为国产分析纯。

2.2.1.3　质粒与菌种

克隆载体 PGEM-T Easy Vector 为 Promega 公司产品,大肠杆菌(*Escherichia coli*)菌株 DH5α 为本实验室保存。

2.2.1.4　引物设计

根据目的序列两端的已知序列信息,利用 Primer 5 和 Oligo 6.0 设计特异性引物,送至上海生工生物工程有限公司进行合成,引物序列信息见表 2.1。

表 2.1　引物序列信息表

引物名称	引物序列(5'～3')
3F	AAATGGACGCCCTGTATAAGA
3R	GCTGACACACTGTTAATTTGC
4F	ATGGAGAAGACAGATTTAC
4R	TCATACTTTAGCCACATAT
5F	CCATTCCTCTTTCCTATTCAC
5R	GCTGGGACATAATTTACAACTC
6F	ACGAGAGTCGTCATAATGGAT
6R	TCAGGATCTGGCGATAAGTTT
9F	CAGTATTGAAGGAGAAGAGAGTC
9R	CCGAGCATACAATAATCAGAAGT
11F	AATCCGCTCTGTTCTGAATACTT
11R	GGAAATCCGAATACATAAAGTCAAG

2.2.2　方法

2.2.2.1　红豆杉总 DNA 的提取

(1)收集 0.1～0.2 g 红豆杉叶片。

(2)把样品置于预冷的研钵中,加入适量的液氮,以预冷的研棒用力研磨叶片至粉末状。

(3)采用改良的 CTAB 法(十六烷基三甲基溴化铵法)提取红豆杉叶片的总 DNA。

2.2.2.2 目的基因全长 DNA 序列的 PCR 扩增

以红豆杉总 DNA 为模板,利用不同的特异性引物进行 PCR 反应扩增目的基因的 DNA 全长片段,PCR 扩增反应体系如表 2.2 所示。

表 2.2 PCR 扩增反应体系

试剂名称	使用量/μL
ddH$_2$O	37.0
10×buffer(Mg^{2+})	5.0
dNTP mixture	2.0
Primer R(10 μg · mL^{-1})	2.0
Primer F(10 μg · mL^{-1})	2.0
Taq polymerase(10 U · μL^{-1})	1.0
Template DNA	1.0
总体积	50.0

PCR 循环参数设定如下。预变性 94 ℃ 5 min;循环设定:变性 94 ℃ 40 s,退火 52 ℃ 45 s,延伸 72 ℃ 2 min,35 个循环;最后延伸 72 ℃ 8 min。反应完成后于 10 ℃保存。

2.2.2.3 红豆杉总 RNA 的提取

(1)收集 0.1~0.2 g 红豆杉叶片。

(2)把样品置于预冷的研钵中,加入适量的液氮,以预冷的研棒用力研磨叶片至粉末状。

(3)根据天泽植物 RNA Extraction Kit 说明书,提取红豆杉叶片总 RNA。

(4)甲醇非变性凝胶电泳检测 RNA 提取质量。

2.2.2.4 目的基因全长 cDNA 序列的 RT-PCR 扩增

分别在目的基因 5'端和 3'端设计特异性引物,以红豆杉总 RNA 为模板,进行 RT-PCR 扩增其全长 cDNA 序列,操作参照 PrimeScript™ RT-PCR Kit 说明书进行,反应结束后取 5 μL 产物进行 1.0%的琼脂糖凝胶电泳检测,其余产物冻存于－20 ℃备用。

2.2.2.5 目的片段 PCR 扩增产物的回收

扩增 PCR 产物经 1.0%琼脂糖凝胶电泳后,切下目的条带,参照 Takara 凝胶回收试剂盒说明书回收。

2.2.2.6 PCR 产物的连接

回收的 PCR 产物与载体 T-Easy Vector 连接,重组质粒转化大肠杆菌

DH5α。连接反应体系参照说明书进行,混合物在 16 ℃下连接 10 h 后,于 4 ℃中放置 2 h。

2.2.2.7　产物的转化

转化大肠杆菌感受态 DH5α($CaCl_2$法)。

2.2.2.8　重组质粒的提取

采用质粒微量试剂盒抽提法抽提质粒 DNA。

2.2.2.9　重组质粒酶切鉴定

酶切反应体系如表 2.3 所示。于 37 ℃保温 5 h,然后进行 1.0% 琼脂糖凝胶电泳。

表 2.3　酶切反应体系

试剂名称	使用量/μL
10×reaction 缓冲液	2.0
EcoR I (5 U·μL^{-1})	0.5
ddH_2O	15.5
质粒	2.0
总体积	20.0

2.2.2.10　重组质粒的 PCR 鉴定

PCR 鉴定反应体系如表 2.4 所示。

表 2.4　PCR 鉴定反应体系

试剂名称	使用量/μL
ddH_2O	18.5
10×buffer(Mg^{2+})	2.5
dNTP mixture	1.0
Primer R(10 $\mu g \cdot mL^{-1}$)	1.0
Primer F(10 $\mu g \cdot mL^{-1}$)	1.0
Taq polymerase(10 U·μL^{-1})	0.5
Template Plasmid(200 ng·μL^{-1})	0.5
总体积	25.0

PCR 循环反应参数如下。预变性 94 ℃ 5 min;循环设定:变性 94 ℃ 40 s,退火 52 ℃ 45 s,延伸 72 ℃ 2 min,30 个循环;最后延伸 72 ℃ 8 min。反应完成后于 10 ℃保存。

2.2.2.11　序列测定和序列分析

PCR 鉴定和酶切鉴定无误的克隆基因携带菌株,寄往华大基因有限公司测序。

核酸序列比对在 NCBI BLAST(http://blast.ncbi.nlm.nih.gov)上进行,氨基酸序列比对在 EBI BLAST(http://www.ebi.ac.uk)上进行,核酸序列分析用 DNAssist 和 NCBI Spidey 完成,核酸与氨基酸序列绘制用 DNAMan 完成,蛋白质结构与功能预测在 Swiss-Prot(http://www.expasy.ch/sprot/)网站提供链接的平台上进行,系统进化树用 MEGA 4.0 建立。

2.3　结果与分析

2.3.1　蔓地亚红豆杉紫杉烷 5α-羟基化酶基因的克隆与序列分析

2.3.1.1　蔓地亚红豆杉紫杉烷 5α-羟基化酶基因 DNA 序列的克隆

以蔓地亚红豆杉基因组 DNA 为模板,以 3F 和 3R 为引物,进行 PCR 扩增,获得一条特异性扩增的条带,大小约为 1.8 kb[①],如图 2.1a 所示,其与预计片段大小相符。将产物进行割胶回收,按照常规方法进行基因片段克隆、鉴定,送往华大基因有限公司完成测序。测序后的实际长度为 1857 bp,将序列递交至 NCBI BLAST 进行序列同源性检索,结果显示该序列与紫杉烷 5α-羟基化酶基因及其类似基因具有不同程度的同源性,其中与东北红豆杉的紫杉烷 5α-羟基化酶基因 mRNA 全长序列的相似性达到 99%,与中国红豆杉(*Taxus chinensis*)的紫杉烷 5α-羟基化酶基因 mRNA 全长序列的相似性达到 99%。因此,可初步推断扩增得到的基因片段为蔓地亚红豆杉紫杉烷 5α-羟基化酶基因的全长 DNA 序列。

2.3.1.2　蔓地亚红豆杉紫杉烷 5α-羟基化酶基因 cDNA 序列的克隆

蔓地亚红豆杉总 RNA 反转录为 cDNA 后,以 3F 和 3R 为引物,以 cDNA 为模板,进行 RT-PCR 扩增,获得一条特异性扩增的条带,大小约为 1.5 kb(图 2.1b),测序后的实际长度为 1508 bp。在 NCBI BLAST 上进行同源性比对分析,结果显示该序列与紫杉烷 5α-羟基化酶基因及其类似基因具有不同程度的

---

①　1 kb=1000 bp,下同。

同源性,其中与东北红豆杉的紫杉烷 5α-羟基化酶基因 mRNA 全长序列的相似性达到 99%,与中国红豆杉的紫杉烷 5α-羟基化酶基因的 mRNA 全长序列相似性达到 98%。利用 DNAssist 2.2 对已克隆的 DNA 序列和 cDNA 序列进行序列比对和 BLAST 分析显示,它们在外显子区的序列基本一致。这些结果表明成功克隆了蔓地亚红豆杉紫杉烷 5α-羟基化酶基因。

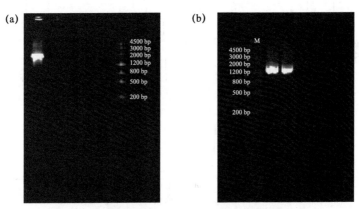

图 2.1　紫杉烷 5α-羟基化酶基因扩增电泳图

(a 为 DNA PCR 扩增电泳图,b 为 cDNA RT-PCR 扩增电泳图,M 代表 Marker Ⅲ)

2.3.1.3　紫杉烷 5α-羟基化酶的生物信息学分析

紫杉烷 5α-羟基化酶基因编码一个长为 499 个氨基酸的多肽,利用 Swiss-Prot 网站的蛋白质初级结构分析工具计算得出其相对分子量为 56 kDa,等电点为 8.41。其中含有 55 个带负电荷的氨基酸残基和 58 个带正电荷的氨基酸残基,符合大多数羟基化酶的基本性质。其在哺乳动物中的半衰期为 30 h,在酵母和大肠杆菌中的半衰期分别大于 20 h 和大于 10 h,不稳定指数为 48.95,是一个相对不稳定的蛋白。其脂肪族氨基酸指数较高,达到 90.46,这是由于其中含有较多的亮氨酸,占比达到 12.8%。其总平均疏水值(GRAVY)为 -0.156,利用在线网站 iPSORT prediction 预测信号肽定位,结果显示该氨基酸序列不含有信号肽、叶绿体定位肽和线粒体转运肽,说明紫杉烷 5α-羟基化酶为非分泌型蛋白,其催化的羟基化作用发生在细胞质内。利用 Protscale 在线预测蛋白的溶解性,结果表明该氨基酸序列为亲水性蛋白(图 2.2),通过 NCBI 网站的 Conserved Domains 寻找氨基酸序列的保守结构,结果显示该序列具有细胞色素 P450 超家族保守结构域。将紫杉烷 5α-羟基化酶氨基酸序列递交 EBI BLAST 进行序列比对,只找到 2 条已报道的紫杉烷 5α-羟基化酶氨基酸序列,与东北红豆杉紫杉烷 5α-羟基化酶的相似性为 98%,与南方红豆杉紫杉烷 5α-羟基化酶的相似性为 98％，并未找到其他物种中报道的紫杉烷 5α-羟基化酶序列，说明对紫杉烷 5α-羟基化酶的研究尚处于起步阶段，还需继续深入。

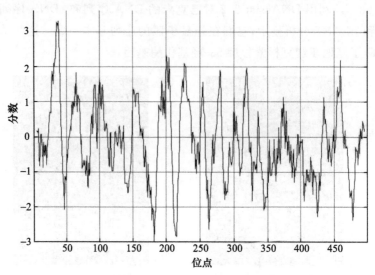

图 2.2　紫杉烷 5α-羟基化酶氨基酸序列溶解性分析

（峰值大于 0 为疏水性峰，峰值小于 0 为亲水性峰）

通过 SOMPA 预测紫杉烷 5α-羟基化酶的二级结构，结果显示紫杉烷 5α-羟基化酶含有 48.50％ 的 α-螺旋、12.42％ 的延伸链、4.81％ 的 β-转角和 34.27％ 的无规则卷曲。由此可以看出，紫杉烷 5α-羟基化酶蛋白含有较多的 α-螺旋和无规则卷曲，而延伸链和 β-转角则散布于整个蛋白中（图 2.3）。

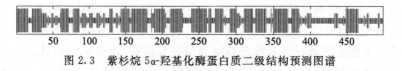

图 2.3　紫杉烷 5α-羟基化酶蛋白质二级结构预测图谱

（数字表示氨基酸序列位置）

2.3.2　蔓地亚红豆杉紫杉烯醇 5α-乙酰氧化基转移酶基因的克隆与序列分析

2.3.2.1　蔓地亚红豆杉紫杉烯醇 5α-乙酰氧化基转移酶基因 cDNA 序列的克隆

蔓地亚红豆杉总 RNA 反转录为 cDNA 后，以 4F 和 4R 为引物，以 cDNA 为模板,进行 RT-PCR 扩增,获得一条特异性扩增的条带,大小约为 1.3 kb(图 2.4)。

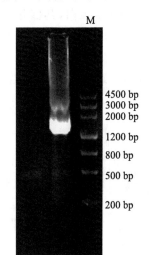

图 2.4　紫杉烯醇 5α-乙酰氧化基转移酶基因 RT-PCR 扩增电泳图

(M 代表 Marker Ⅲ)

该条带测序后的实际长度为 1320 bp,在 NCBI BLAST 上进行同源性比对分析,结果显示该序列与紫杉烯醇 5α-乙酰氧化基转移酶基因及其类似基因具有不同程度的同源性,其中与东北红豆杉的紫杉烯醇 5α-乙酰氧化基转移酶基因 mRNA 全长序列的相似性达到 98%,与中国红豆杉的紫杉烯醇 5α-乙酰氧化基转移酶基因 mRNA 全长序列相似性达到 98%,与内生真菌的紫杉烯醇 5α-乙酰氧化基转移酶基因 mRNA 全长序列相似性达到 99%。利用 DNAssist 2.2 对已克隆的 DNA 序列和 cDNA 序列进行序列比对和 BLAST 分析,结果显示它们在外显子区的序列基本一致。这些结果表明成功克隆了紫杉烯醇 5α-乙酰氧化基转移酶。

2.3.2.2　紫杉烯醇 5α-乙酰氧化基转移酶的生物信息学分析

紫杉烯醇 5α-乙酰氧化基转移酶基因编码一个长为 439 个氨基酸的多肽,利用 Swiss-Prot 网站的蛋白质初级结构分析工具计算得出其相对分子量为 56 kDa,等电点为 8.73。其中含有 54 个带负电荷的氨基酸残基和 59 个带正电荷的氨基酸残基。其在哺乳动物中的半衰期为 30 h,在酵母和大肠杆菌中的半衰期分别大于 20 h 和大于 10 h,不稳定指数为 48.84,是一个相对不稳定的蛋白。其脂肪族氨基酸指数较高,达到 90.46,这是由于其中含有较多的亮氨酸,占比达到 12.6%。其总平均疏水值为 −0.154,利用在线网站 iPSORT prediction 预测信号肽定位,结果显示该氨基酸序列不含有信号肽、叶绿体定位肽和线粒体转运肽,说明紫杉烯醇 5α-乙酰氧基转移酶为非分泌型蛋白,其催化的羟基化作用发生在细胞质内。利用 Protscale 在线预测蛋白的溶解性,结果表明该氨基酸序列为亲水性蛋白(图 2.5),通过 NCBI 网站的 Conserved Domains 寻找氨基酸序列的保守结构,结果显示该序列具有细胞色素 P450 超家族保守结构域。

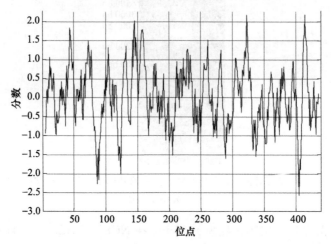

图 2.5　紫杉烯醇 5α-乙酰氧基转移酶氨基酸序列溶解性分析
(峰值大于 0 为疏水性峰,峰值小于 0 为亲水性峰)

通过 SOMPA 预测紫杉烯醇 5α-乙酰氧基转移酶的二级结构,结果显示紫杉烯醇 5α-乙酰氧基转移酶含有 47.29％的 α-螺旋、13.83％的延伸链、4.81％的 β-转角和 34.07％的无规则卷曲。由此可以看出,紫杉烯醇 5α-乙酰氧化基转移酶蛋白含有较多的 α-螺旋和无规则卷曲,而延伸链和 β-转角则散布于整个蛋白中(图 2.6)。

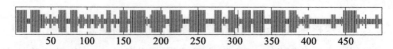

图 2.6　紫杉烯醇 5α-乙酰氧基转移酶蛋白质二级结构预测图谱
(数字表示氨基酸序列位置)

2.3.3　蔓地亚红豆杉紫杉烷 10β-羟基化酶基因的克隆与序列分析

2.3.3.1　蔓地亚红豆杉紫杉烷 10β-羟基化酶基因 DNA 序列的克隆

以蔓地亚红豆杉基因组 DNA 为模板,以 5F 和 5R 为引物,进行 PCR 扩增,获得一条特异性扩增的条带,大小约为 1.8 kb,如图 2.7a 所示,与预计片段大小相符。将产物进行割胶回收,按照常规方法进行基因片段克隆、鉴定,送往华大基因有限公司完成测序。测序后的实际长度为 1841 bp,将序列递交至 NCBI BLAST 进行序列同源性检索,结果显示该序列与紫杉烷 10β-羟基化酶基因及其类似基因具有不同程度的同源性,与内生真菌的紫杉烷 10β-羟基化酶基因的 mRNA 全长序列相似性达到 99%。因此,可初步推断扩增得到的基因片段为蔓地亚红豆杉紫杉烷 10β-羟基化酶基因的全长 DNA 序列。

2.3.3.2　蔓地亚红豆杉紫杉烷 10β-羟基化酶基因 cDNA 序列的克隆

蔓地亚红豆杉总 RNA 反转录为 cDNA 后,以 5F 和 5R 为引物,以 cDNA 为模板,进行 RT-PCR 扩增,获得一条特异性扩增的条带,大小约为 1.7 kb(图 2.7b),测序后的实际长度为 1718 bp,在 NCBI BLAST 上进行同源性比对分析,结果显示该序列与紫杉烷 10β-羟基化酶基因及其类似基因具有不同程度的同源性,其中与内生真菌的紫杉烷 10β-羟基化酶基因的 mRNA 全长序列相似性达到 99%。利用 DNAssist 2.2 对已克隆的 DNA 序列和 cDNA 序列进行序列比对和 BLAST 分析,结果显示它们在外显子区的序列基本一致,有 10 个碱基的差异。这些结果表明成功克隆了紫杉烷 10β-羟基化酶。

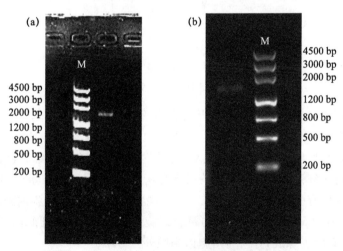

图 2.7　紫杉烷 10β-羟基化酶基因扩增电泳图

(a 为 DNA PCR 扩增电泳图,b 为 cDNA RT-PCR 扩增电泳图,M 代表 MarkerⅢ)

2.3.3.3　紫杉烷 10β-羟基化酶的生物信息学分析

经预测得到紫杉烷 10β-羟基化酶蛋白的相对分子量是 56.7 kDa,等电点为

9.08,其中含有 56 个带负电荷的氨基酸残基和 64 个带正电荷的氨基酸残基,符合大多数羟基化酶的基本性质。其在哺乳动物中的半衰期为 30 h,在酵母和大肠杆菌中的半衰期分别大于 20 h 和大于 10 h,不稳定指数为 49,是一个相对不稳定的蛋白。其脂肪族氨基酸指数较高,达到 94.53,这是由于其中含有较多的亮氨酸,占比达到 13.1%。其总平均疏水值为 −0.206,是一个亲水性蛋白(图 2.8)。该氨基酸序列不含有信号肽、叶绿体定位肽和线粒体转运肽,为非分泌型蛋白。

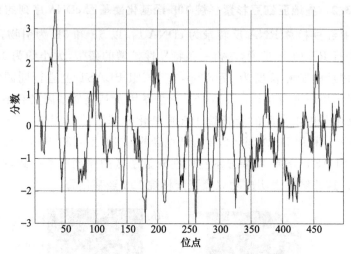

图 2.8　紫杉烷 10β-羟基化酶的疏水性图谱

(峰值大于 0 为疏水性峰,峰值小于 0 为亲水性峰)

功能基序分析结果显示,该蛋白含有 2 个保守的 N-糖基化作用位点、7 个蛋白激酶 C-磷酸化作用位点、7 个酪蛋白激酶 Ⅱ 磷酸化作用位点、1 个酪氨酸激酶磷酸化作用位点、5 个 N-酰基化作用位点,并含有 1 个细胞色素 P450 半胱氨酸亚铁血红素配体信号区。跨膜区分析表明,这是一个膜蛋白,其中第 188 位～第 206 位有一明显的跨膜螺旋,其 N 端在胞内,方向为由胞内到胞外;同时第 86 位～第 105 位也有一明显的跨膜螺旋,方向为由胞外到胞内;第 24 位～第 40 位也有跨膜螺旋,方向为由胞内到胞外。

预测紫杉烷 10β-羟基化酶的二级结构,结果显示紫杉烷 10β-羟基化酶含有 49.09% 的 α-螺旋、12.68% 的延伸链、3.42% 的 β-转角和 34.81% 的无规则卷曲。由此可以看出,紫杉烷 10β-羟基化酶蛋白含有较多的 α-螺旋和无规则卷曲,而延伸链和 β-转角则散布于整个蛋白中(图 2.9)。

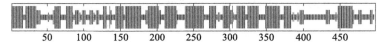

50　　100　　150　　200　　250　　300　　350　　400　　450

图 2.9　紫杉烷 10β-羟基化酶的二级结构

（数字表示氨基酸序列位置）

对其三级结构进行预测,结果显示 α-螺旋和无规则卷曲占总二级结构的比例非常高,这与二级结构的预测结果是一致的(图 2.10)。

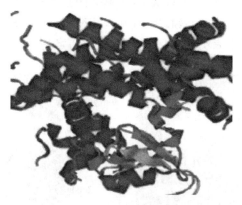

图 2.10　紫杉烷 10β-羟基化酶的三级结构

2.3.4　蔓地亚红豆杉紫杉烷 7β-羟基化酶基因的克隆与序列分析

2.3.4.1　蔓地亚红豆杉紫杉烷 7β-羟基化酶基因 DNA 序列的克隆

以蔓地亚红豆杉基因组 DNA 为模板,以 6F 和 6R 为引物,进行 PCR 扩增,获得一条特异性扩增的条带,大小约为 1.7 kb,如图 2.11a 所示,与预计片段大小相符。将产物进行割胶回收,按照常规方法进行基因片段克隆、鉴定,送往华大基因有限公司完成测序。测序后的实际长度为 1707 bp,将序列递交至 NCBI BLAST 进行序列同源性检索,结果显示该序列与紫杉烷 7β-羟基化酶基因及其类似基因具有不同程度的同源性,与加拿大红豆杉的紫杉烷 7β-羟基化酶基因的 mRNA 全长序列相似性达到 99%,与东北红豆杉的紫杉烷 7β-羟基化酶基因的 mRNA 全长序列相似性达到 99%,与中国红豆杉的紫杉烷 7β-羟基化酶基因的 mRNA 全长序列相似性达到 99%。因此,可初步推断扩增得到的基因片段为蔓地亚红豆杉紫杉烷 7β-羟基化酶基因的全长 DNA 序列。

2.3.4.2 蔓地亚红豆杉紫杉烷 7β-羟基化酶基因 cDNA 序列的克隆

蔓地亚红豆杉总 RNA 反转录为 cDNA 后，以 6F 和 6R 为引物，以 cDNA 为模板，进行 RT-PCR 扩增，获得一条特异性扩增的条带，大小约为 1.5 kb（图 2.11b），测序后的实际长度为 1518 bp，在 NCBI BLAST 上进行同源性比对分析，结果显示该序列与紫杉烷 7β-羟基化酶基因及其类似基因具有不同程度的同源性，与加拿大红豆杉的紫杉烷 7β-羟基化酶基因的 mRNA 全长序列相似性达到 99%，与东北红豆杉的紫杉烷 7β-羟基化酶基因的 mRNA 全长序列相似性达到 99%，与中国红豆杉的紫杉烷 7β-羟基化酶基因的 mRNA 全长序列相似性达到 99%。这些结果表明成功克隆了紫杉烷 7β-羟基化酶。

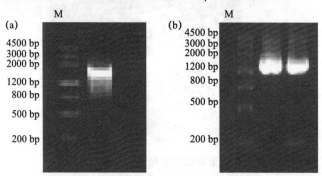

图 2.11　紫杉烷 7β-羟基化酶基因扩增电泳图

（a 为 DNA PCR 扩增电泳图，b 为 cDNA RT-PCR 扩增电泳图，M 代表 MarkerⅢ）

2.3.4.3 紫杉烷 7β-羟基化酶的生物信息学分析

经预测得到紫杉烷 7β-羟基化酶蛋白的相对分子量是 56.2 kDa，等电点为 9.35，其中含有 53 个带负电荷的氨基酸残基和 67 个带正电荷的氨基酸残基，符合大多数羟基化酶的基本性质。其在哺乳动物中的半衰期为 30 h，在酵母和大肠杆菌中的半衰期分别大于 20 h 和大于 10 h，不稳定指数为 44.13，是一个相对不稳定的蛋白。其脂肪族氨基酸指数较高，达到 100.08，这是由于其中含有较多的亮氨酸，占比达到 13.2%。其总平均疏水值为 −0.100，是一个亲水性蛋白（图 2.12）。该氨基酸序列不含有信号肽、叶绿体定位肽和线粒体转运肽，为非分泌型蛋白。

预测紫杉烷 7β-羟基化酶的二级结构，结果显示紫杉烷 7β-羟基化酶含有 51.20% 的 α-螺旋、12.00% 的延伸链、4.00% 的 β-转角和 32.80% 的无规则卷曲。由此可以看出，紫杉烷 7β-羟基化酶蛋白含有较多的 α-螺旋和无规则卷曲，而延伸链和 β-转角则散布于整个蛋白中（图 2.13）。

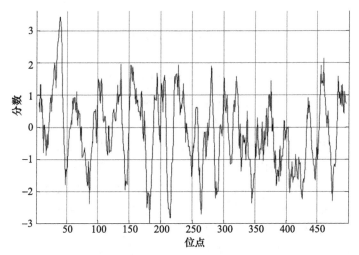

图 2.12　紫杉烷 7β-羟基化酶的疏水性图谱

（峰值大于 0 为疏水性峰，峰值小于 0 为亲水性峰）

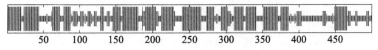

图 2.13　紫杉烷 7β-羟基化酶的二级结构

（数字表示氨基酸序列位置）

2.3.5　蔓地亚红豆杉紫杉烷 2α-苯甲基酰基转移酶基因的克隆与序列分析

2.3.5.1　蔓地亚红豆杉紫杉烷 2α-苯甲基酰基转移酶基因 DNA 序列的克隆

以蔓地亚红豆杉基因组 DNA 为模板，以 9F 和 9R 为引物，进行 PCR 扩增，获得一条特异性扩增的条带，大小约为 1.9 kb，如图 2.14a 所示，与预计片段大小相符。将产物进行割胶回收，按照常规方法进行基因片段克隆、鉴定，送往华大基因有限公司完成测序。测序后的实际长度为 1964 bp，将序列递交至 NCBI BLAST 进行序列同源性检索，结果显示该序列与紫杉烷 2α-苯甲基酰基转移酶基因及其类似基因具有不同程度的同源性，其中与东北红豆杉的紫杉烷 2α-苯甲基酰基转移酶基因的 mRNA 全长序列的相似性达到 99％，与南方红豆杉的紫杉烷 2α-苯甲基酰基转移酶基因的 mRNA 全长序列相似性达到 99％。因此，可初步推断扩增得到的基因片段为蔓地亚红豆杉紫杉烷 2α-苯甲基酰基转移酶基因的全长 DNA 序列。

2.3.5.2 蔓地亚红豆杉紫杉烷 2α-苯甲基酰基转移酶基因 cDNA 序列的克隆

蔓地亚红豆杉总 RNA 反转录为 cDNA 后,以 9F 和 9R 为引物,以 cDNA 为模板,进行 RT-PCR 扩增,获得一条特异性扩增的条带,大小约为 1.5 kb(图 2.14b)。送往华大基因有限公司测序后的实际长度为 1454 bp,在 NCBI BLAST 上进行同源性比对分析,结果显示该序列与紫杉烷 2α-苯甲基酰基转移酶基因及其类似基因具有不同程度的同源性,其中与蔓地亚红豆杉的紫杉烷 2α-苯甲基酰基转移酶基因的 mRNA 全长序列的相似性达到 100%,与南方红豆杉的紫杉烷 2α-苯甲基酰基转移酶基因的 mRNA 全长序列相似性达到 98%。利用 DNAssist 2.0 对已克隆的 DNA 序列和 cDNA 序列进行序列比对和 BLAST 分析,结果显示它们在外显子区的序列基本一致。这些结果表明成功克隆了蔓地亚红豆杉紫杉烷 2α-苯甲基酰基转移酶基因。

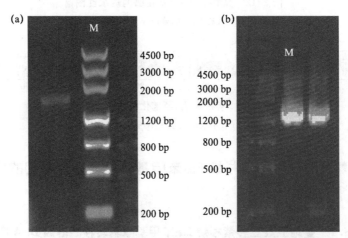

图 2.14 紫杉烷 2α-苯甲基酰基转移酶基因扩增电泳图

(a 为 DNA PCR 扩增电泳图,b 为 cDNA RT-PCR 扩增电泳图,M 代表 MarkerⅢ)

2.3.5.3 紫杉烷 2α-苯甲基酰基转移酶的生物信息学分析

紫杉烷 2α-苯甲基酰基转移酶基因编码一个长为 440 个氨基酸的多肽,利用 Swiss-Prot 网站的蛋白质初级结构分析工具计算得到其相对分子量为 50.27 kDa,等电点为 6.63。此多肽含有 49 个带负电荷的氨基酸残基和 48 个带正电荷的氨基酸残基。其在哺乳动物中的半衰期为 30 h,在酵母中的半衰期大于 20 h,而在大肠杆菌中的半衰期则大于 10 h。其不稳定指数为 39.96,是一个相对稳定的蛋白。其脂肪族氨基酸指数较高,为 88.16,这是由于此蛋白中含有较多的亮氨酸和天冬酰胺(含量为 7.3%)。其总平均疏水值为－0.113,结果表明该氨基酸序列为亲水性蛋白(图 2.15)。

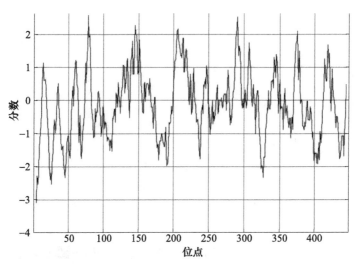

图 2.15　紫杉烷 2α-苯甲基酰基转移酶的疏水性图谱

(峰值大于 0 为疏水性峰,峰值小于 0 为亲水性峰)

预测紫杉烷 2α-苯甲基酰基转移酶蛋白的二级结构,结果显示紫杉烷 2α-苯甲基酰基转移酶蛋白含有 31.82% 的 α-螺旋、18.64% 的延伸链、4.09% 的 β-转角和 45.45% 的无规则卷曲。由此可以看出,紫杉烷 2α-苯甲基酰基转移酶蛋白含有较多的 α-螺旋和无规则卷曲,而延伸链和 β-转角则随机散布于整个蛋白中(图 2.16)。

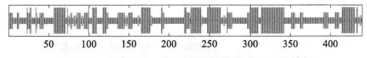

图 2.16　紫杉烷 2α-苯甲基酰基转移酶的二级结构

(数字表示氨基酸序列位置)

利用在线网站 iPSORT prediction 预测信号肽定位,结果显示该氨基酸序列不含有信号肽,但有叶绿体定位肽和线粒体转运肽,说明该酶为非分泌型蛋白,其催化的转酰基作用发生在细胞质内。利用 NetPhos 2.0 Server 对该氨基酸序列进行磷酸化作用位点预测,结果发现有 10 个丝氨酸激酶磷酸化作用位点(分别位于该氨基酸序列的第 20 位、第 28 位、第 51 位、第 159 位、第 161 位、第 184 位、第 263 位、第 283 位、第 327 位和第 341 位)、4 个苏氨酸激酶磷酸化作用位点(分别位于该氨基酸序列的第 59 位、第 81 位、第 146 位和第 338 位)和 4 个酪氨酸激酶磷酸化作用位点(分别位于该氨基酸序列的第 271 位、第 293 位、第 308 位和第 329 位)(图 2.17)。

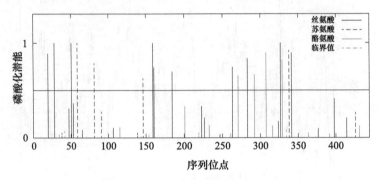

图 2.17　紫杉烷 2α-苯甲基酰基转移酶磷酸化作用位点预测图

2.3.6　南方红豆杉 C13-苯基丙酸-侧链-CoA 转移酶基因的克隆与序列分析

2.3.6.1　南方红豆杉 C13-苯基丙酸-侧链-CoA 转移酶基因 DNA 序列的克隆

以南方红豆杉基因组 DNA 为模板,以 11F 和 11R 为引物,进行 PCR 扩增,获得一条大小约为 1.5 kb 的条带,如图 2.18a 所示。在按照常规方法进行基因片段扩增、割胶回收、连接 PGEM-T 载体、转化大肠杆菌后,提取质粒酶切鉴定完毕,并送往华大基因有限公司完成测序。测序后的实际长度为 1534 bp,将该基因组序列在 NCBI 网站上进行在线 BLAST 同源性比对,结果显示该序列与其他品种红豆杉的 C13-苯基丙酸-侧链-CoA 转移酶基因具有不同程度的同源性,其中与蔓地亚红豆杉的 C13-苯基丙酸-侧链-CoA 转移酶基因 mRNA 的全长序列有较高的相似性,达到了 99%,与东北红豆杉该基因的 mRNA 全长序列也达到了 99%的相似性。这些结果表明已经成功克隆了南方红豆杉 C13-苯基丙酸-侧链-CoA 转移酶基因组 DNA 序列。

2.3.6.2　南方红豆杉 C13-苯基丙酸-侧链-CoA 转移酶基因 cDNA 序列的克隆

以南方红豆杉总 RNA 为模板,利用 RT-PCR 技术获得 C13-苯基丙酸-侧链-CoA 转移酶基因 cDNA 序列,经 1.0%的琼脂糖凝胶电泳检测,可以看到一条特异性扩增的条带,大小约为 1.4 kb,如图 2.18b 所示。将其送往华大基因有限公司完成测序,测序后的实际长度为 1415 bp。将 C13-苯基丙酸-侧链-CoA

转移酶氨基酸序列递交 EBI BLAST 进行同源性比对,结果显示它与不同物种来源的 C13-苯基丙酸-侧链-CoA 转移酶氨基酸序列的同源性各不相同。如与已报道的蔓地亚红豆杉的 C13-苯基丙酸-侧链-CoA 转移酶氨基酸序列同源性达 100%,与蔓地亚红豆杉的 C13-苯基丙酸-侧链-CoA 转移酶氨基酸序列同源性为 99%,与东北红豆杉的 C13-苯基丙酸-侧链-CoA 转移酶氨基酸序列同源性为 98%,与南洋红豆杉(*Taxus sumatrana*)的 C13-苯基丙酸-侧链-CoA 转移酶氨基酸序列同源性为 94%;另外,与已报道的南方红豆杉的 C13-苯基丙酸-侧链-CoA 转移酶氨基酸序列同源性为 97%。这些结果表明成功克隆了 C13-苯基丙酸-侧链-CoA 转移酶基因。

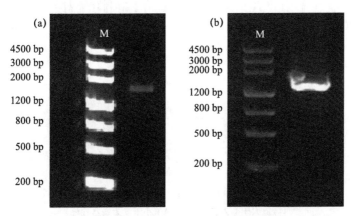

图 2.18　C13-苯基丙酸-侧链-CoA 转移酶基因扩增电泳图

(a 为 DNA PCR 扩增电泳图,b 为 cDNA RT-PCR 扩增电泳图,M 代表 MarkerⅢ)

2.3.6.3　C13-苯基丙酸-侧链-CoA 转移酶的生物信息学分析

C13-苯基丙酸-侧链-CoA 转移酶基因编码一个长为 455 个氨基酸的多肽,其相对分子量为 50 kDa 左右,等电点为 6.43,其中含有 50 个带负电荷的氨基酸残基和 47 个带正电荷的氨基酸残基,符合大多数乙酰转移酶的基本性质。其在哺乳动物中的半衰期为 30 h,在酵母和大肠杆菌中的半衰期分别大于 20 h 和大于 10 h,不稳定指数为 53.20,是一个较不稳定的蛋白。其脂肪族氨基酸指数较高,达到 93.73,这是由于其中含有较多的亮氨酸,占比达到 9.7%,为 C13-苯基丙酸-侧链-CoA 转移酶多肽链中含量最高的氨基酸。对其进行疏水性分析,结果表明最大疏水值为 +2.778,最大亲水值为 −2.611;另外,其总平均疏水值为 ±0.001,表明它是一个疏水性的蛋白(图 2.19)。

对该酶进行蛋白质二级结构分析,结果显示该酶有 159 个氨基酸(占所有氨基酸的 35.73%)组成 α-螺旋结构,有 80 个氨基酸(约 17.98%)参与构成延伸结构,有 15 个氨基酸(3.37%)参与构成 β-转角结构,另有大量氨基酸(42.92%,191 个)构成随机卷曲结构。预测的二级结构表明该酶含有大量的随机卷曲结构以及 α-螺旋结构,所得的二级结构预测如图 2.20 所示。

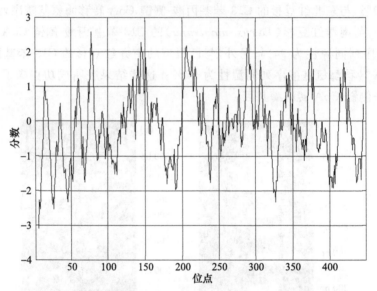

图 2.19 C13-苯基丙酸-侧链-CoA 转移酶的疏水性图谱

(峰值大于 0 为疏水性峰,峰值小于 0 为亲水性峰)

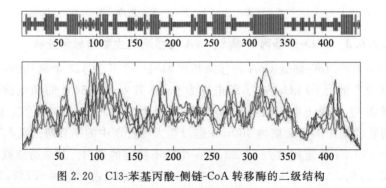

图 2.20 C13-苯基丙酸-侧链-CoA 转移酶的二级结构

(数字表示氨基酸序列位置)

利用在线网站 iPSORT prediction 预测信号肽定位,结果表明该氨基酸序列不含有信号肽、叶绿体定位肽和线粒体转运肽,说明 C13-苯基丙酸-侧链-CoA 转移酶为非分泌型蛋白,其催化作用发生在细胞质内。利用 NetPhos

2.0 Server 对该酶氨基酸序列进行磷酸化作用位点预测,结果发现该酶可能有 17 个丝氨酸激酶磷酸化作用位点、3 个苏氨酸激酶磷酸化作用位点和 1 个酪氨酸激酶磷酸化作用位点,其位置分布以及潜在的可能性大小如图 2.21 所示。

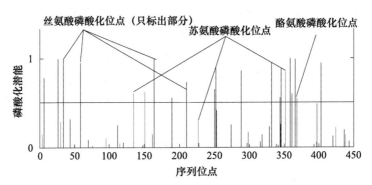

图 2.21　C13-苯基丙酸-侧链-CoA 转移酶磷酸化作用位点预测图

由图 2.21 可以看出,C13-苯基丙酸-侧链-CoA 转移酶中可能含有较多的丝氨酸磷酸化位点,且分值较高,分值均高于最低值 0.5,特别是第 26 位、第 34 位、第 58 位、第 164 位、第 332 位、第 359 位、第 366 位和第 403 位的丝氨酸分值都在 0.9 以上,比较可能为真正的磷酸化位点。同时,在第 250 位、第 350 位和第 400 位的氨基酸周围存在较多的磷酸化位点。

采用在线工具 Swiss-Model Workspace(http://swissmodel.expasy.org/)预测该酶的蛋白质三级结构,结果如图 2.22 所示。该酶蛋白含有大量 α-螺旋以及随机卷曲结构,空间上大体呈现出倒锥形结构。

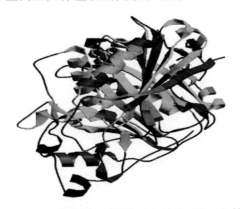

图 2.22　C13-苯基丙酸-侧链-CoA 转移酶的三级结构

2.4 小结

获得一种天然活性物质的生物合成相关基因是进行该物质代谢工程的分子基础。本研究以南方红豆杉和蔓地亚红豆杉为材料,采用 PCR 和 RT-PCR,根据 NCBI 数据库中已经发表的相关目的基因的序列信息设计 PCR 特异性引物,共克隆出 6 个紫杉醇生物合成下游途径关键酶的基因组 DNA 全长序列和 cDNA 全长序列,通过 NCBI BLAST 比对基本断定所克隆的 DNA 片段为目的基因,通过生物信息学的方法进行结构分析和性质预测,为后续的紫杉醇代谢工程实验打下分子基础和信息基础(表 2.5)。

表 2.5 本研究所克隆的 6 个紫杉醇合成关键酶基因的相关信息

目的基因名称	cDNA 长度/bp	氨基酸残基/个	相对分子量/kDa
紫杉烷 5α-羟基化酶	1508	499	56.00
紫杉烯醇 5α-乙酰氧化基转移酶	1320	439	49.20
紫杉烷 10β-羟基化酶	1718	497	56.68
紫杉烷 7β-羟基化酶	1518	500	56.21
紫杉烷 2α-苯甲基酰基转移酶	1454	440	50.27
C13-苯基丙酸-侧链-CoA 转移酶	1415	445	50.39

第3章　紫杉醇合成途径关键酶基因遗传转化银耳芽孢

3.1　引言

牦牛儿基牦牛儿基焦磷酸合成酶(ggpps)通过催化紫杉醇上游代谢途径的产物 DMAPP 和 3 分子的异戊烯基焦磷酸,从而生成 GGPP(Manetti et al.,2006)。这步反应是使得萜类物质的共同简单前体向二萜直接前体转化的分支反应位点,因此也是利用基因工程的方法启动紫杉醇生物合成的关键反应步骤。GGPP 除了是所有二萜类化合物代谢途径的前体物质外,其作为蛋白质异戊二烯化反应过程中的底物,在信号转移的合成途径中也扮演了极其重要的作用(Tong et al.,2008)。

紫杉二烯合酶是二萜类物质前体 GGPP 向紫杉烷类化合物代谢合成途径方向前进的第一个关键酶,虽然它不是整个紫杉醇生物合成途径中的限速酶,但由于该酶是紫杉醇生物合成的"开关",因此一直是研究的焦点。ts 催化 GG-PP 环化形成紫杉二烯,而紫杉二烯是紫杉烷类化合物的起始骨架分子。

紫杉烯 5α-羟基化酶负责催化紫杉醇生物合成的第一个羟基化反应,将紫杉二烯骨架分子的 C5 以及一分子的 C20 分别氧化,最终形成紫杉二烯-5α-醇。

本实验分别将构建的单基因表达载体和多基因表达载体利用醋酸锂介导法共转化银耳芽孢 Tr01。其中,1 个含有 ggpps 基因的表达载体和含有抗性标记 hph 基因的表达载体利用醋酸锂介导法共转化银耳芽孢 Tr01;1 个含有 ggpps 和 ts 基因的融合表达载体,1 个含有 ggpps 和 ts 基因的独立表达载体,1 个含有 ggpps 基因、ts 基因和紫杉烷 5α-羟基化酶的独立表达载体转化银耳芽孢 Tr01。在固体平板上筛选出拟转化子,然后利用 PCR 扩增鉴定、RT-PCR 鉴定和 Southern 杂交鉴定的方法,筛选出真实的阳性银耳芽孢工程菌株,进行后续研究。

3.2　材料与方法

3.2.1　质粒和菌株

银耳芽孢 Tr01 菌株 PDA 培养基(马铃薯葡萄糖琼脂培养基)固体斜面芽孢种购于福建古田,大肠杆菌 DH5α 菌株由本实验室保存。质粒 pgLes-ggpps 含香菇 *gpd-Les* 启动子(613 bp)和 *ggpps*(1231 bp),由本实验室构建,载体结构见图3.1。质粒 pBgGl-hph 含灵芝 *gpd-Gl* 启动子和 *hph* 基因,在牛津大学 Lorna 教授馈赠的表达载体 pBluescript-gfp 和英国 HRI(国际园艺研究中心)Mike 教授馈赠的载体 pAN7-1 的基础上,由本实验室构建,载体结构见图3.2。质粒 pgGT 含 2 个 *gpd-Les* 启动子和 *ggpps*,*ts* 基因,载体结构见图3.3。质粒 pgGgT 含 3 个 *gpd-Les* 启动子和 *ggpps*,*ts* 基因,载体结构见图3.4。质粒 pgGTT5αOH 含 *ggpps*,*ts* 和 5α-羟基化酶基因(*T5αOH*)3 个独立的表达框,载体结构见图3.5。

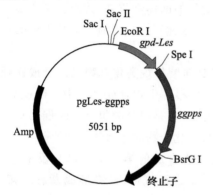

图 3.1　表达载体 pgLes-ggpps 结构图

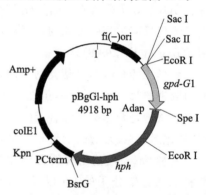

图 3.2　表达载体 pBgGl-hph 结构图

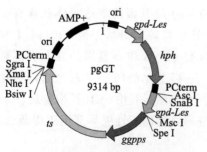

图 3.3　表达载体 pgGT 结构图

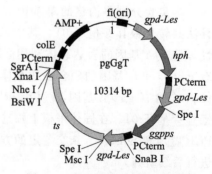

图 3.4　表达载体 pgGgT 结构图

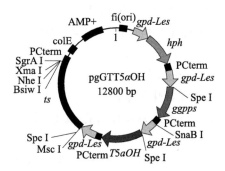

图 3.5　表达载体 pgGTT5αOH 结构图

3.2.2　方法

3.2.2.1　醋酸锂转化银耳芽孢

参照郭丽琼等(2008a)的方法进行。

3.2.2.2　PCR 鉴定假定转化子

(1)1 号预处理芽孢的拟转化子鉴定

根据 *ggpps* 基因的核苷酸序列设计引物,拟扩增的片段长度为 1000 bp,引物为:

Primer 1R:5'-CATGTACATCAGTTTTGCCTGAATGCAATGTAATC-3'

Primer 1F:5'-GACTAGTCATGGCTTACACGGCAATGGCAG-3'

以银耳芽孢原种和工程菌株的基因组 DNA 为模板,以合成的引物 Primer 1R 和 Primer 1F PCR 扩增,设阳性(带有 *ggpps* 基因的质粒)和阴性对照(未转化的银耳芽孢)。反应体系为常规 PCR 体系。

(2)2 号和 3 号预处理芽孢的拟转化子鉴定

根据 *ggpps* 基因的核苷酸序列设计引物,拟扩增的片段长度为 1000 bp,引物为:

Primer 1R:5'-CATGTACATCAGTTTTGCCTGAATGCAATGTAATC-3'

Primer 1F:5'-GACTAGTCATGGCTTACACGGCAATGGCAG-3'

根据 *ts* 基因的核苷酸序列设计引物,拟扩增的片段长度为 657 bp,引物为:

Primer 2R:5'-CATCAGTACACAGGCAGTGGA-3'

Primer 2F:5'-ACACCGTTTCGTGAGAGTTCT-3'

以银耳芽孢原种和工程菌株的基因组 DNA 为模板,以合成的引物 Primer 1R 和 Primer 1F PCR 扩增,设阳性(带有 *ggpps* 基因的质粒)和阴性对照(未转化的银耳芽孢)。反应体系为常规 PCR 体系。

以银耳芽孢原种和工程菌株的基因组 DNA 为模板,以合成的引物 Primer 2R 和 Primer 2F PCR 扩增,设阳性(带有 *ts* 基因的质粒)和阴性对照(未转化的银耳芽孢)。反应体系为常规 PCR 体系。

(3)4 号预处理芽孢的拟转化子鉴定

根据 *ggpps* 基因的核苷酸序列设计引物,拟扩增的片段长度为 1000 bp,引物为:

Primer 1R:5'-CATGTACATCAGTTTTGCCTGAATGCAATGTAATC-3'

Primer 1F:5'-GACTAGTCATGGCTTACACGGCAATGGCAG-3'

根据 *ts* 基因的核苷酸序列设计引物,拟扩增的片段长度为 657 bp,引物为:

Primer 2R:5'-CATCAGTACACAGGCAGTGGA-3'

Primer 2F:5'-ACACCGTTTCGTGAGAGTTCT-3'

根据 $T5\alpha OH$ 基因的核苷酸序列设计引物,拟扩增的片段长度为 1508 bp,引物为:

Primer 3R:5'-GCTGACACACTGTTAATTTGC-3'

Primer 3F:5'-AAATGGACGCCCTGTATAAGA-3'

以银耳芽孢原种和工程菌株的基因组 DNA 为模板,以合成的引物 Primer 1R 和 Primer 1F PCR 扩增,设阳性(带有 *ggpps* 基因的质粒)和阴性对照(未转化的银耳芽孢)。反应体系为常规 PCR 体系。

以银耳芽孢原种和工程菌株的基因组 DNA 为模板,以合成的引物 Primer 2R 和 Primer 2F PCR 扩增,设阳性(带有 *ts* 基因的质粒)和阴性对照(未转化的银耳芽孢)。反应体系为常规 PCR 体系。

以银耳芽孢原种和工程菌株的基因组 DNA 为模板,以合成的引物 Primer 3R 和 Primer 3F PCR 扩增,设阳性(带有 $T5\alpha OH$ 基因的质粒)和阴性对照(未转化的银耳芽孢)。反应体系为常规 PCR 体系。

3.2.2.3　Southern 杂交鉴定假定转化子

参照杂交试剂盒的说明进行。

3.2.2.4　RT-PCR 鉴定假定转化子

提取转化子总 RNA,进行 RT-PCR,反应体系同第 2 章。

3.2.2.5　发酵产物 GGPP 的检测与分析

3.2.2.5.1　GGOH 的提取与水解

参照 Vallon 等(2008)的方法进行。

3.2.2.5.2　GGOH 的标准曲线绘制

(1)准确称取 0.005 g 的 GGOH 标准品。

(2)用正己烷定容至 10 mL,配制成 0.5 mg・mL^{-1}母液,封口,置于 4 ℃保存。

(3)将 0.5 mg・mL^{-1} GGOH 母液用正己烷逐级稀释配制成 0.1 mg・mL^{-1}、0.02 mg・mL^{-1}、0.004 mg・mL^{-1}标准溶液系列。

3.2.2.5.3　GGOH 的测定条件

采用天美 GC7890Ⅱ气相色谱仪测定,安装美国菲罗门公司(Phenomenex) ZB-5 ms,30 m×0.25 mm×0.25 μm 毛细管柱分离样品。

进样口温度:250 ℃;FID 检测器温度:260 ℃;无分流进样;1 μL 进样。

柱升温程序:50 ℃保留 2.5 min,以 30 ℃・min^{-1}提高到 150 ℃;以 10 ℃・min^{-1}提高到 280 ℃,保留 8 min。

3.2.2.6　发酵产物鲨烯的检测与分析

3.2.2.6.1　鲨烯的提取

参照 Vallon 等(2008)的方法进行。

3.2.2.6.2　鲨烯的测定条件

色谱柱:Phenomenex luna C$_{18}$ 250 mm×4.6 mm;参照方法,流动相为甲醇-水($V:V=98:2$),使用前经 0.45 μm 有机系微孔滤膜过滤并超声脱气;检测波长为 208 nm;流速 1.0 mL・min^{-1};柱温为室温。20 μL 定量环定量。

3.2.2.6.3　鲨烯的标准曲线绘制

(1)准确称量角鲨烯(96%)标准品 0.0523 g。

(2)配制甲醇-二氯甲烷(色谱纯,$V:V=9:1$)100 mL。

(3)用 10 mL 容量瓶定容,标记 5.23 mg・mL^{-1}。

(4)吸取 1 mL 浓度为 5.23 mg・mL^{-1}的标准品,定容至 10 mL,标记 0.523 mg・mL^{-1}。

(5)吸取 0.1 mL 浓度为 5.23 mg・mL^{-1}的标准品,定容至 10 mL,标记 0.0523 mg・mL^{-1}。

(6)吸取 0.01 mL 浓度为 5.23 mg・mL^{-1}的标准品,定容至 10 mL,标记 0.00523 mg・mL^{-1}。

3.2.2.7　发酵产物麦角甾醇的检测与分析

3.2.2.7.1　麦角甾醇的提取

参照 Vallon 等(2008)的方法进行。

3.2.2.7.2　麦角甾醇的波长扫描

(1)称取 10 mg 麦角甾醇标准品,用乙醇溶解并定容至 100 mL。

(2)200~400 nm 波长扫描,确定最大吸收波长。

(3)在最大波长处测定吸光值,绘制标准曲线。

3.2.2.7.3　麦角甾醇的标准曲线绘制

(1)准确称量麦角甾醇(96%)标准品 0.0015 g。

(2)配制甲醇-二氯甲烷(色谱纯,$V:V=9:1$)100 mL。

(3)用 10 mL 容量瓶定容,标记 0.15 mg·mL^{-1}。

(4)吸取 1 mL 浓度为 0.15 mg·mL^{-1} 的标准品,定容至 10 mL,标记 0.015 mg·mL^{-1};

(5)吸取 0.1 mL 浓度为 0.15 mg·mL^{-1} 的标准品,定容至 10 mL,标记 0.0015 mg·mL^{-1};

3.2.2.7.4　麦角甾醇的测定条件

色谱柱:Phenomenex luna C$_{18}$ 250 mm×4.6 mm;参照方法,流动相为甲醇-水($V:V=98:2$),使用前经 0.45 μm 有机系微孔滤膜过滤并超声脱气;检测波长为 285 nm;流速 1.0 mL·min^{-1};柱温为室温。20 μL 定量环定量。

3.2.2.8　发酵产物紫杉二烯的检测与分析

3.2.2.8.1　紫杉二烯的提取

参照 Anterola 等(2009)的方法进行。

3.2.2.8.2　紫杉二烯的测定条件

仪器采用 Agilent 7890/5975C-GC/MSD,柱子(0.25 mm ID,30 m),不分流进样。升温程序参考前人方法(Besumbes et al.,2004;Kovacs et al.,2007;Williams et al.,2000)进行,稍作改动,进样温度 250 ℃,初始温度 100 ℃,保留 1 min,以每分钟升高 8 ℃加热到 300 ℃,保留 2 min。

3.2.2.9　发酵产物紫杉二烯醇的检测与分析

3.2.2.9.1　紫杉二烯醇的提取

参照 Anterola 等(2009)的方法进行。

3.2.2.9.2　紫杉二烯醇的测定条件

仪器采用 Agilent 7890/5975C-GC/MSD,柱子(0.25 mm ID,30 m),不分流进样。升温程序参考前人方法(Besumbes et al.,2004;Kovacs et al.,2007;Williams et al.,2000)进行,稍作改动,进样温度 250 ℃,初始温度 100 ℃,保

留 1 min，以每分钟升高 8 ℃加热到 300 ℃，保留 2 min。

3.2.2.10　茉莉酸甲酯诱导发酵培养

本实验所采用的菌株为经 PCR 和 RT-PCR 反应鉴定后的转化子，将其接种到装有 50 mL PDB 培养基（马铃薯葡萄糖培养基）的三角瓶中，在 25 ℃恒温振荡培养箱中以 150 r·min^{-1} 转速进行振荡培养。

3.2.2.10.1　不同浓度的茉莉酸甲酯诱导发酵培养

以乙醇为助剂，在培养基中加入终浓度 50～500 μmol·L^{-1} 的茉莉酸甲酯，在 25 ℃恒温振荡培养箱中以 150 r·min^{-1} 转速进行振荡培养 7 d，提取发酵产物进行检测。

3.2.2.10.2　茉莉酸甲酯诱导不同培养天数的发酵培养

在培养不同天数（1～6 d）的培养基中，添加终浓度为 200 μmol·L^{-1} 的茉莉酸甲酯，在 25 ℃恒温振荡培养箱中以 150 r·min^{-1} 转速进行振荡培养，提取发酵产物进行检测。

3.3　结果与分析

3.3.1　表达载体的转化

利用醋酸锂介导的方法，将表达质粒 pgLes-ggpps 与 pBgGl-hph 共转化银耳芽孢；将表达质粒 pgGT，pgGgT，pgGTT5αOH 分别转化银耳芽孢，得到拟转化子，如图 3.6 所示（图未附全）。

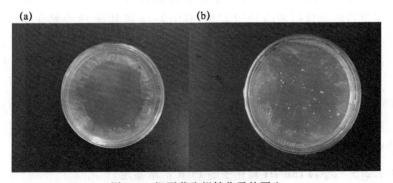

(a)　　　　　　　　(b)

图 3.6　银耳芽孢拟转化子的再生

（a 为阴性对照，b 为转化银耳芽孢后获得的拟转化子）

3.3.2 转化子 PCR 鉴定

3.3.2.1 pgLes-ggpps 转化子的 PCR 扩增鉴定

pgLes-ggpps 转化子 PCR 鉴定结果如图 3.7 所示(图未附全)。对 20 个转化子进行特异性引物的 PCR 扩增,其中 1～6 等共计 18 个转化子可以得到一条特异的条带,与阳性质粒扩增得到的约 1000 bp 的条带一致,都与预期的 $ggpps$ 基因片段(1000 bp)相符。因此初步判定 $ggpps$ 基因已经整合到这些转化子的基因组中,即 20 个 pgLes-ggpps 转化子中,有 18 个转化子基因组中整合了 $ggpps$ 和 hph 基因,共转化率为 90%。

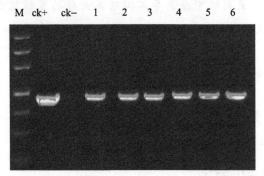

图 3.7　表达载体 pgLes-ggpps PCR 鉴定

(M 代表 MarkⅢ,ck一代表阴性对照,ck十代表阳性对照,1～6 代表转化子)

3.3.2.2 pgGT 和 pgGgT 转化子的 PCR 扩增鉴定

pgGT 和 pgGgT 转化子 PCR 鉴定结果如图 3.8 所示(图未附全)。对 20 个转化子进行特异性引物的 PCR 扩增,其中 1～6 等共计 18 个转化子可以得到一条特异的条带,与阳性质粒扩增得到的约 1000 bp 的条带一致,都与预期的 $ggpps$ 基因片段(1000 bp)相符。对 ts 基因进行特异性 PCR 扩增,其中 1～6 等共计 18 个转化子可以得到一条特异的条带,与阳性质粒扩增得到的约 657 bp 的条带一致,都与预期的 ts 基因片段(657 bp)相符。因此初步判定 $ggpps$ 和 ts 基因已经整合到这些转化子的基因组中,即 20 个转化子中,有 18 个转化子基因组中整合了 $ggpps$ 和 ts 基因,转化率为 90%。

3.3.2.3 pgGTT5αOH 转化子的 PCR 扩增鉴定

pgGTT5αOH 转化子 PCR 鉴定结果如图 3.9 所示(图未附全)。对 20 个转化子进行特异性引物的 PCR 扩增,其中 1～6 等共计 18 个转化子可以得到一条特异的条带,与阳性质粒扩增得到的约 1000 bp 的条带一致,都与预期的 gg-pps 基因片段(1000 bp)相符。对 ts 基因进行特异性 PCR 扩增,其中 1~6 等共计 18 个转化子可以得到一条特异的条带,与阳性质粒扩增得到的约 657 bp 的条带一致,都与预期的 ts 基因片段(657 bp)相符。对 $T5\alpha OH$ 基因进行特异性 PCR 扩增,与阳性质粒扩增得到的约 1500 bp 的条带一致,其中 1~6 等共计 18 个转化子可以得到一条特异的条带。因此初步判定 $ggpps,ts$ 和 $T5\alpha OH$ 基因已经整合到这些转化子的基因组中,即 20 个转化子中,有 18 个转化子基因组中整合了 $ggpps,ts$ 和 $T5\alpha OH$ 基因,共转化率为 90%。

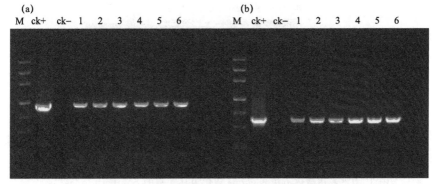

图 3.8　表达载体 pgGT 和 pgGgT PCR 鉴定

(a 为 PCR 鉴定 $ggpps$ 基因,b 为 PCR 鉴定 ts 基因;M 代表 MarkⅢ,

ck－代表阴性对照,ck＋代表阳性对照,1~6 代表转化子)

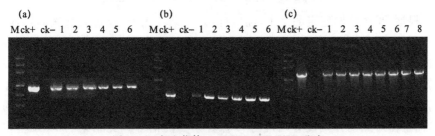

图 3.9　表达载体 pgGTT5αOH PCR 鉴定

(a 为 PCR 鉴定 $ggpps$ 基因,b 为 PCR 鉴定 ts 基因,c 为 PCR 鉴定 $T5\alpha OH$ 基因;

M 代表 MarkⅢ,ck－代表阴性对照,ck＋代表阳性对照,1~6 代表转化子)

3.3.3　转化子 Southern 杂交鉴定

3.3.3.1　pgLes-ggpps 转化子的 Southern 杂交鉴定

根据 PCR 扩增鉴定的结果,随机挑选 4 个转化子,经过大量液体培养后,提取其基因组 DNA,取 20 μg pgLes-ggpps 转化子的基因组 DNA,用限制性核酸内切酶 $Hind$Ⅲ酶切。酶切后的 pgLes-ggpps 转化子的基因组 DNA 经转膜,与地高辛标记的 $ggpps$ 基因探针杂交,结果如图 3.10 所示。分析可知,3 个 pgLes-ggpps 转化子的基因组 DNA 和阳性质粒可与 $ggpps$ 探针杂交,在膜上显出特异的条带,而空白对照菌株则没有出现与 $ggpps$ 探针杂交的信号。此结果与 PCR 鉴定的结果一致,进一步说明 $ggpps$ 基因已经整合到转化子的染色体基因组上。但是各转化子的杂交信号条带数目有些差异,其中泳道 2 有 2 条杂交条带,泳道 3 和泳道 4 各有 1 条杂交条带。

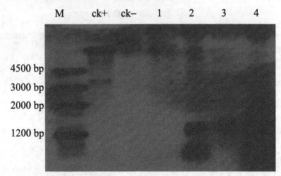

图 3.10 表达载体 pgLes-ggpps 转化银耳芽孢的 Southern 杂交鉴定
(M 代表 MarkⅢ,ck−代表阴性对照,ck+代表阳性对照,1～4 代表转化子)

3.3.3.2 pgGT 和 pgGgT 转化子的 Southern 杂交鉴定

根据 PCR 扩增鉴定的结果,随机挑选 10 个转化子,经过大量液体培养后,提取其基因组 DNA,取 20 μg pgGT 和 pgGgT 转化子的基因组 DNA,用限制性核酸内切酶 $Hind$Ⅲ酶切。酶切后的 pgGT 和 pgGgT 转化子的基因组 DNA 经转膜,与地高辛标记的 ts 基因探针杂交,结果如图 3.11 所示。分析可知,5 个转化子的基因组 DNA 和阳性质粒可与 ts 探针杂交,在膜上显出特异的条带,而空白对照菌株则没有出现与 ts 探针杂交的信号。此结果与 PCR 鉴定的结果一致,进一步说明 ts 基因已经整合到转化子的染色体基因组上。但是各转化子的杂交信号条带数目有些差异,其中泳道 4 有 2 条杂交条带,泳道 6、泳道 8、泳道 9 和泳道 10 各有 1 条杂交条带。

3.3.4 转化子 RT-PCR 杂交鉴定

3.3.4.1 pgLes-ggpps 转化子的 RT-PCR 扩增鉴定

经过 PCR 鉴定的转化子,提取其总 RNA 进行 RT-PCR 检测,结果如图

3.12 所示。从图 3.12 可以看出,以 RNA 为模板无目的片段扩增,这说明 RNA 没有被 DNA 污染。各转化子均有约 1200 bp 的扩增条带出现,这说明 *ggpps* 在 mRNA 转录水平上得到了表达。

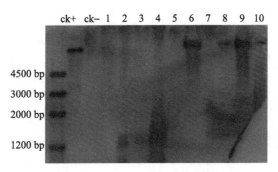

图 3.11　表达载体 pgGT 和 pgGgT 转化银耳芽孢的 Southern 杂交鉴定
(M 代表 Mark Ⅲ,ck－代表阴性对照,ck＋代表阳性对照,1～10 代表转化子)

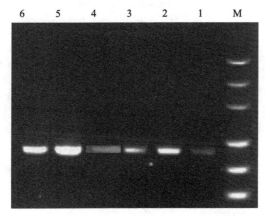

图 3.12　表达载体 pgLes-ggpps RT-PCR 鉴定
(M 代表 Mark Ⅲ,1～6 代表转化子)

3.3.4.2　pgGT 和 pgGgT 转化子的 RT-PCR 扩增鉴定

经过 PCR 鉴定的转化子,提取其总 RNA 进行 RT-PCR 检测,结果如图 3.13 所示。从图 3.13 可以看出,以 RNA 为模板无目的片段扩增,这说明 RNA 没有被 DNA 污染。转化子有约 1200 bp 和 600 bp 的扩增条带出现,这说明 *ggpps* 和 *ts* 在 mRNA 转录水平上都得到了表达。

3.3.4.3　pgGTT5αOH 转化子的 RT-PCR 扩增鉴定

经过 PCR 鉴定的转化子,提取其总 RNA 进行 RT-PCR 检测,结果如图

3.14 所示。从图 3.14 可以看出,以 RNA 为模板无目的片段扩增,这说明 RNA 没有被 DNA 污染。各转化子有约 1200 bp、600 bp 和 1500 bp 的扩增条带出现,这说明 $ggpps$,ts 和 $T5\alpha OH$ 在 mRNA 转录水平上都得到了表达。

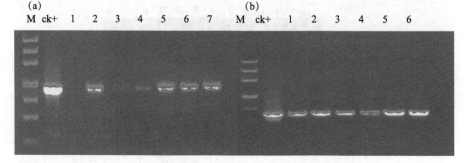

图 3.13　表达载体 pgGT 和 pgGgT RT-PCR 鉴定

(a 为 RT-PCR 鉴定 $ggpps$ 基因,b 为 RT-PCR 鉴定 ts 基因;M 代表 MarkⅢ,

ck+代表阳性对照,1~7 代表转化子)

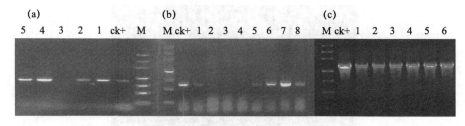

图 3.14　表达载体 pgGTT5αOH RT-PCR 鉴定

(a 为 RT-PCR 鉴定 $ggpps$ 基因,b 为 RT-PCR 鉴定 ts 基因,c 为 RT-PCR 鉴定 $T5\alpha OH$ 基因;

M 代表 MarkⅢ,ck+代表阳性对照,1~8 代表转化子)

3.3.5　目标产物的检测

3.3.5.1　pgLes-ggpps 转化子 GGOH 的检测

3.3.5.1.1　GGOH 标准曲线的制作

GC-FID 结果表明,GGOH 标准品保留时间是 17.873 min(图 3.15)。标准曲线的线性拟合较好,方程是 $W = 3.56556\times10^{-5}\pm9.71846\times10^{-8}A$($A$ 为吸光度)。其中,校正因子:$f_0 = 3.56556\times10^{-5}$,$f_1 = 9.71846\times10^{-8}$;相关系数:$R^2 = 0.99921$(图 3.16)。

3.3.5.1.2　GC-FID 检测 GGOH

对提取水解的 GGOH 进行测定。如图 3.17a 和图 3.17b 所示,与未转化

ggpps 基因的银耳芽孢原种比较,银耳芽孢工程菌株在 17～18 min 出现了一个明显的差异峰,经 GC-FID 鉴定,该峰为目标产物 GGOH。如图 3.17c 所示,各个转化子之间的 GGOH 含量差异显著,和原种相比,GGOH 含量均有不同程度的提高。结果表明:通过代谢工程,*ggpps* 基因可以首次成功在银耳芽孢中进行表达,并催化银耳芽孢自身的底物生成 GGOH。

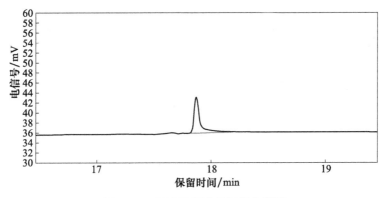

图 3.15　GGOH 标准品气相色谱图

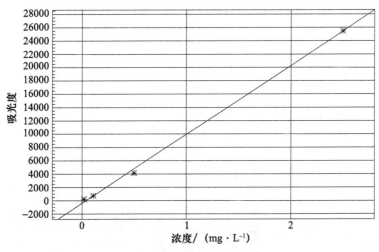

图 3.16　GGOH 标准曲线

3.3.5.2　pgLes-ggpps 转化子鲨烯的检测

3.3.5.2.1　鲨烯标准曲线的制作

HPLC-UV 结果表明,鲨烯在测定条件下保留时间为 3.058 min(图 3.18)。标准曲线的线性拟合较好,方程是 $W=-0.0960304\pm2.07248\times10^{-8}A$。其

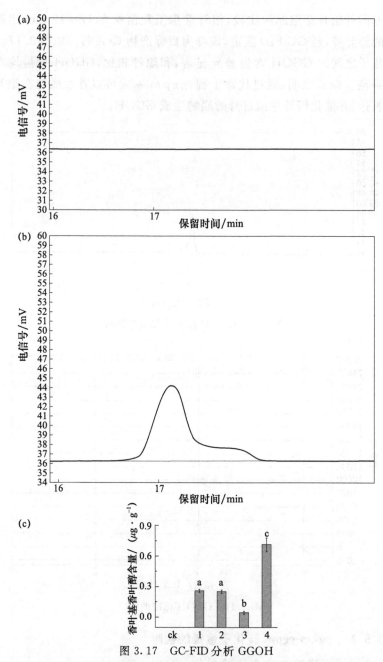

图 3.17　GC-FID 分析 GGOH

(a 为原种 Tr01 气相色谱图, b 为转化子气相色谱图, c 为 GGOH 含量变化;

不同小写字母表示在 0.05 水平上差异显著, 1~4 代表转化子)

校正因子：$f_0 = -0.0960304$，$f_1 = 2.07248 \times 10^{-8}$；相关系数：$R^2 = 0.99999$（图 3.19）。

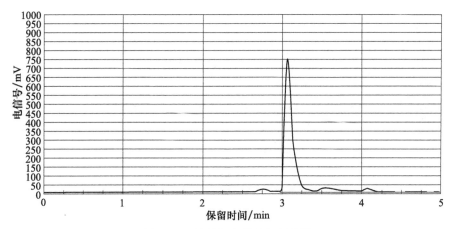

图 3.18　鲨烯标准品液相色谱图

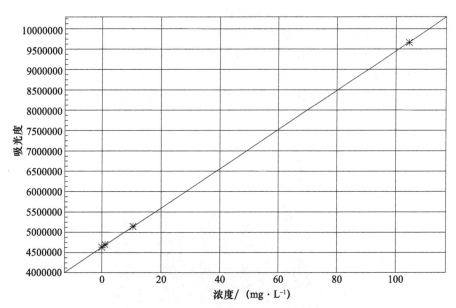

图 3.19　鲨烯标准曲线

3.3.5.2.2　HPLC 检测鲨烯

对提取的鲨烯进行测定。如图 3.20 所示，原种与含有 *ggpps* 基因的银耳工程菌株都检测到了鲨烯。

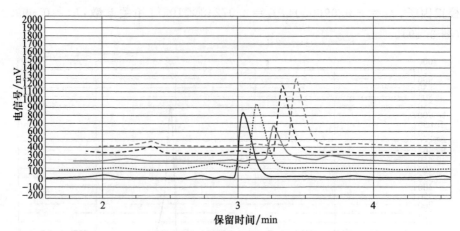

图 3.20　原种和转化子鲨烯测定的液相色谱图

（实线为原种，虚线为转化子）

在萜类代谢合成途径中，法尼基焦磷酸（FPP）是一个重要的代谢分支点，鲨烯合成酶催化 FPP，生成麦角甾醇代谢途径的第一个前体物质——鲨烯，FPP 同时也是合成 GGPP 的底物（Vallon et al.，2008）。

如图 3.21 所示，与芽孢原种相比，银耳芽孢工程菌株的鲨烯含量都有不同程度的减少，推测原因是：*ggpps* 基因在银耳芽孢中的成功表达，重新排列了FPP 的代谢途径，促使银耳芽孢本身的萜类代谢途径向着合成二萜的方向移动。

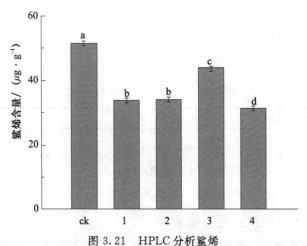

图 3.21　HPLC 分析鲨烯

（不同小写字母表示在 0.05 水平上差异显著，1～4 代表转化子）

3.3.5.3　pgLes-ggpps 转化子麦角甾醇的检测

3.3.5.3.1　麦角甾醇标准曲线的制作

配置不同浓度的麦角甾醇溶液,在 282 nm 处获得麦角甾醇标准曲线,方程是 $C_{conc}=0.0208+35.4165A$。其中,C_{conc} 表示麦角甾醇的浓度,A 表示吸光值,方程校正系数为 0.9960,线性良好(图 3.22)。

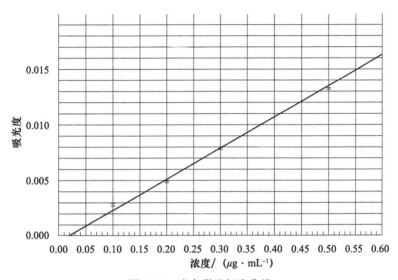

图 3.22　麦角甾醇标准曲线

3.3.5.3.2　HPLC 检测麦角甾醇

对银耳芽孢原种和各个转化子的提取物进行 HPLC 分析,发现在原种和转化子中均未检测到麦角甾醇的存在。

3.3.5.4　pgGT 和 pgGgT 转化子目标产物紫杉二烯的检测

对银耳芽孢原种和各个转化子中菌体和发酵液的提取物进行 GC-MS 检测,发现菌体和发酵液中都有目标产物紫杉二烯的存在。与原种相比,转化子在 16.762 min 处有一个明显的峰(图 3.23)。对该峰进行离子碎片分析,得到的离子特征峰与文献报道结果一致(Anterola et al.,2009;Cha et al.,2012;Koepp et al.,1995;Kovacs et al.,2007)(图 3.24)。研究结果证实,在银耳芽孢中首次成功组合表达了 *ggpps* 和 *ts* 基因,并且在细胞和发酵液中均检测到目标产物紫杉二烯(图 3.25)。该结果也同时表明,本书中采用的两种策略(独立的表达框和融合基因模式)表达紫杉二烯均是可行的。

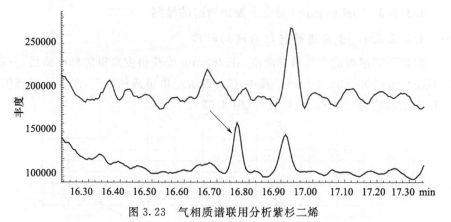

图 3.23　气相质谱联用分析紫杉二烯

（箭头所示为目标峰,上面的线为对照菌株,下面的线为基因工程菌株）

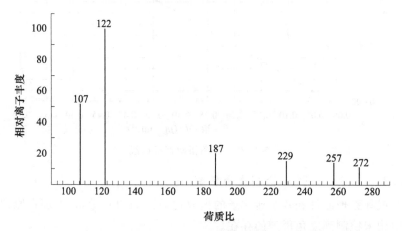

图 3.24　紫杉二烯离子质谱图

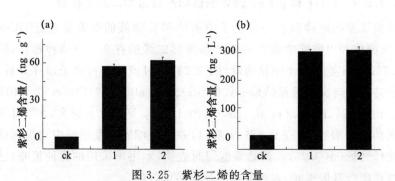

图 3.25　紫杉二烯的含量

（a 为菌体中紫杉二烯的含量,b 为发酵液中紫杉二烯的含量;

1 代表表达质粒 pgGT,2 代表表达质粒 pgGgT）

3.3.5.5　pgGTT5αOH 转化子目标产物紫杉二烯醇的检测

对银耳芽孢原种和各个转化子中菌体和发酵液的提取物进行 GC-MS 检测，在菌体中检测到类似于紫杉二烯醇的存在。与原种相比，转化子在 18.653 min 处，有一个细小的差异峰（图 3.26）。对该峰进行离子碎片分析，得到的离子特征峰与文献报道结果一致（Ajikumar et al.，2008）（图 3.27）。但是该峰的峰面积很小，分离度不是很明显。由此无法确定这个峰就是目标产物，因此推测可能的原因是：在银耳芽孢中组合表达 3 个基因，目标产物含量很低，仪器无法识别目标产物。

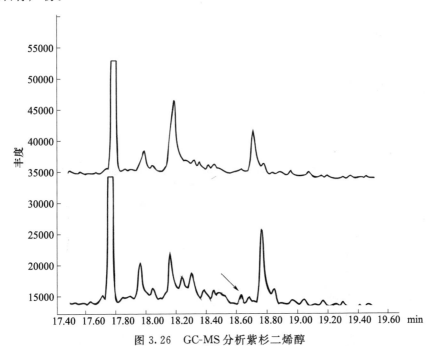

图 3.26　GC-MS 分析紫杉二烯醇

（箭头所指为目标产物，上面的线为对照菌株，下面的线为基因工程菌株）

因此，研究表明在银耳芽孢中组合表达 $ggpps$，ts 和 $T5αOH$ 基因，得到的目标产物量较少，该目标产物结构和紫杉二烯醇的结构相似。

3.3.6　茉莉酸甲酯对萜类化合物的诱导

3.3.6.1　茉莉酸甲酯对 GGOH 的影响

对工程菌株 1～3 进行茉莉酸甲酯的诱导实验，在发酵液中添加终浓度为

$50\sim500\ \mu mol\cdot L^{-1}$的茉莉酸甲酯,培养 7 d 后,对细胞提取物进行 GC 分析。由图 3.28 可以看出,添加终浓度为 $200\sim300\ \mu mol\cdot L^{-1}$ 的茉莉酸甲酯时,细胞中 GGOH 的含量有明显的上升。其中,在培养基中添加 $200\ \mu mol\cdot L^{-1}$ 的茉莉酸甲酯,工程菌株 2 中 GGOH 的含量提高了 65.53 倍。研究结果表明,在培养基中添加一定浓度的茉莉酸甲酯,可以有效提高工程菌株中 GGOH 的积累,过高或者过低浓度的茉莉酸甲酯对 GGOH 的积累有抑制作用。

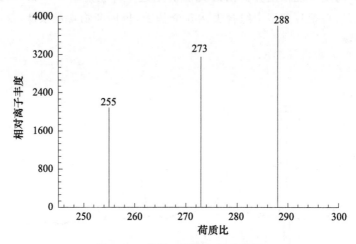

图 3.27　紫杉二烯醇离子质谱图

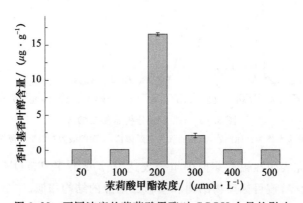

图 3.28　不同浓度的茉莉酸甲酯对 GGOH 含量的影响

　　由上述结果可知,当茉莉酸甲酯的浓度为 $200\ \mu mol\cdot L^{-1}$ 时,对细胞内 GGOH 的积累最有效。因此,在发酵液中添加终浓度为 $200\ \mu mol\cdot L^{-1}$ 茉莉酸甲酯,培养不同的天数,对细胞中的提取物进行 GC 分析。图 3.29 的结果表明,添加一定浓度的茉莉酸甲酯,在不同的培养天数后,细胞内 GGOH 的含量有不同程度的提

高。在添加 200 μmol・L^{-1} 的茉莉酸甲酯后,细胞内 GGOH 的含量分别为
4.92 μg・g^{-1}、1.98 μg・g^{-1}、2.56 μg・g^{-1}、19.90 μg・g^{-1}、16.80 μg・g^{-1} 和
16.52 μg・g^{-1}(培养的第 1 天、第 2 天、第 3 天、第 4 天、第 5 天和第 6 天)。其中,
在培养第 4 天时,GGOH 的含量达到最大值,是未诱导之前(0.26 μg・g^{-1})的
76.54 倍。

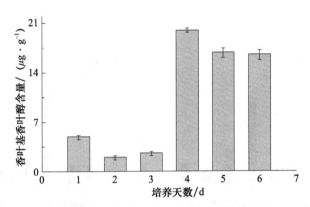

图 3.29　不同培养天数对 GGOH 含量的影响

3.3.6.2　茉莉酸甲酯对鲨烯的影响

在发酵液中添加终浓度为 50~500 μmol・L^{-1} 的茉莉酸甲酯,培养 7 d 后,
对细胞提取物进行 HPLC 分析。经 HPLC 检测分析发现,添加不同浓度的茉
莉酸甲酯后,工程菌株中没有检测到鲨烯的存在。

3.3.6.3　茉莉酸甲酯对紫杉二烯的影响

在发酵液中添加终浓度为 50~500 μmol・L^{-1} 的茉莉酸甲酯,培养 7 d
后,对细胞和发酵液中的提取物进行 GC-MS 分析。当添加茉莉酸甲酯的浓
度为 200~300 μmol・L^{-1} 时,紫杉二烯的含量有明显的提高(图 3.30)。当添
加 200 μmol・L^{-1} 茉莉酸甲酯时,在含有表达质粒 pgGT 的菌株细胞中积累的
紫杉二烯含量为 316.25 ng・g^{-1},在含有表达质粒 pgGgT 的菌株细胞中积累
的紫杉二烯含量为 355.51 ng・g^{-1};当添加 300 μmol・L^{-1} 茉莉酸甲酯时,在含
有表达质粒 pgGT 的菌株细胞中积累的紫杉二烯含量为 63.25 ng・g^{-1},在含
有表达质粒 pgGgT 的菌株细胞中积累的紫杉二烯含量为 93.56 ng・g^{-1}(图
3.30a)。当添加 200 μmol・L^{-1} 茉莉酸甲酯时,在含有表达质粒 pgGT 的菌株发
酵液中积累的紫杉二烯含量为 2067.20 ng・L^{-1},在含有表达质粒 pgGgT 的菌株
发酵液中积累的紫杉二烯含量为 2356.00 ng・L^{-1};当添加 300 μmol・L^{-1} 茉

莉酸甲酯时,在含有表达质粒 pgGT 的菌株发酵液中积累的紫杉二烯含量为 364.80 ng·L^{-1},在含有表达质粒 pgGgT 的菌株发酵液中积累的紫杉二烯含量为 403.00 ng·L^{-1}(图 3.30b)。结果表明:当茉莉酸甲酯浓度为 200 μmol·L^{-1} 时,细胞和发酵液中积累的紫杉二烯含量达到最大值,细胞中积累的紫杉二烯含量相比未诱导之前分别提高了 5.5 倍和 5.7 倍,发酵液中分别提高了 6.8 倍和 7.6 倍。

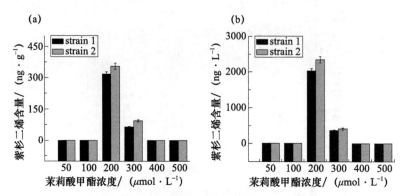

图 3.30 不同浓度的茉莉酸甲酯对紫杉二烯含量的影响

(a 为细胞中紫杉二烯的含量,b 为发酵液中紫杉二烯的含量;strain 1 代表含有表达质粒 pgGT,strain 2 代表含有表达质粒 pgGgT)

由上述结果可知,当茉莉酸甲酯的浓度为 200 μmol·L^{-1} 时,对细胞和发酵液中紫杉二烯的积累最有效。因此,在发酵液中添加终浓度为 200 μmol·L^{-1} 的茉莉酸甲酯,培养不同的天数,对细胞和发酵液中的提取物进行 GC-MS 分析。图 3.31 的结果表明,添加一定浓度的茉莉酸甲酯,在不同的培养天数后,细胞内紫杉二烯的含量有不同程度的提高。添加 200 μmol·L^{-1} 的茉莉酸甲酯后,在含有表达质粒 pgGT 的菌株细胞中积累的紫杉二烯的含量分别为 127.50 ng·g^{-1}、113.16 ng·g^{-1}、135.62 ng·g^{-1}、425.68 ng·g^{-1}、386.80 ng·g^{-1} 和 316.25 ng·g^{-1}(培养的第 1 天、第 2 天、第 3 天、第 4 天、第 5 天和第 6 天),在含有表达质粒 pgGgT 的菌株细胞中积累的紫杉二烯的含量分别为 137.21 ng·g^{-1}、123.50 ng·g^{-1}、155.92 ng·g^{-1}、474.01 ng·g^{-1}、423.50 ng·g^{-1} 和 355.51 ng·g^{-1}(培养的第 1 天、第 2 天、第 3 天、第 4 天、第 5 天和第 6 天)(图 3.31a)。添加 200 μmol·L^{-1} 的茉莉酸甲酯后,在含有表达质粒 pgGT 的菌株发酵液中积累的紫杉二烯的含量分别为 674.01 ng·L^{-1}、598.27 ng·L^{-1}、717.02 ng·L^{-1}、2462.40 ng·L^{-1}、2044.99 ng·L^{-1} 和 1672.00 ng·L^{-1}(培养的第 1 天、第 2 天、第 3 天、第 4 天、第 5 天和第 6 天),在含有表达质粒 pgGgT 的菌株发酵液中积

累的紫杉二烯的含量分别为 681.98 ng·L⁻¹、613.84 ng·L⁻¹、774.98 ng·L⁻¹、2635.00 ng·L⁻¹、2104.94 ng·L⁻¹ 和 1767.00 ng·L⁻¹（培养的第 1 天、第 2 天、第 3 天、第 4 天、第 5 天和第 6 天）（图 3.31b）。其中，在培养第 4 天时，紫杉二烯的含量达到最大值，与未诱导之前相比，含有表达质粒 pgGT 的菌株细胞内积累的紫杉二烯含量提高了 7.4 倍，含有表达质粒 pgGgT 的菌株细胞内积累的紫杉二烯含量提高了 7.6 倍，发酵液中则分别提高了 8.1 倍和 8.5 倍。

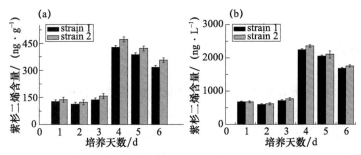

图 3.31　不同培养天数对紫杉二烯含量的影响

（a 为细胞中紫杉二烯的含量，b 为发酵液中紫杉二烯的含量；
strain 1 代表含有表达质粒 pgGT，strain 2 代表含有表达质粒 pgGgT）

3.4　小结

利用醋酸锂介导的遗传转化法，通过单基因或者多基因组合表达遗传转化银耳芽孢，各种类型的表达载体都获得数量不等的拟转化子。通过 PCR，Southern 和 RT-PCR 杂交检测，鉴定了 4 个表达载体的银耳芽孢转化子，并且都有目标产物或者是和目标产物结构相似的化合物生成（表 3.1）。研究结果表明，银耳芽孢可以有效表达外源基因，这为进一步研究提供了有效的研究基础。这是首次以银耳芽孢为表达系统，研究萜类代谢及紫杉醇合成代谢途径中关键酶基因的表达情况。

表 3.1　不同表达载体在银耳芽孢中的遗传转化

表达载体	关键酶基因	目标产物
pgLes-ggpps	*ggpps*	GGOH
pgGT	*ggpps, ts*	紫杉二烯
pgGgT	*ggpps, ts*	紫杉二烯
pgGTT5αOH	*ggpps, ts, T5αOH*	紫杉二烯醇相似物

第4章 银耳芽孢工程菌株萜类代谢物及其组成成分分析

4.1 引言

萜类化合物是所有异戊二烯聚合物及其衍生物的总称。萜类化合物的分子结构是以异戊二烯为基本单位的,异戊二烯合成途径存在于各种有机体内,其能够合成成千上万的萜类化合物(Vallon et al.,2008)。随着对萜类化合物研究的深入,人们发现它们在生态系统中发挥的作用越来越突出,遂引起人们的极大关注。这些萜类化合物在各个行业都有极大的经济利用价值,如化妆品行业、农业综合、药物价值、工业利用、生物能源应用等(Chang et al.,2006;Rodriguez-Concepion,2004;Rohdich et al.,2005;Rohmer et al.,2004)。其中,二萜类化合物的典型代表紫杉醇具有良好的抗癌效果,更是引起了人们的广泛关注。

转基因食品的安全性受到了国内外学术界、政府、公众、媒体的高度关注,转基因食品安全性评价是保障转基因食品安全的关键技术环节。本研究在银耳芽孢中以不同的策略引入了数目不等的合成二萜类化合物(紫杉醇)代谢途径的关键酶基因。生物体的各种新陈代谢是相互联系与依赖的,外源基因的表达可能会导致许多新陈代谢的变化(Leon et al.,2009;Manetti et al.,2006)。因此,有必要对作为食品的转基因银耳进行安全性评估。在全世界对转基因食品进行安全性评估时,实质等同性这一科学概念被广泛认可和接受。实质等同性原则最早是在1993年由经济合作与发展组织(OECD)首次提出的,由于完整的食品很难应用传统的毒性实验进行测试,因此,OECD认为,以实质等同性为基础的安全性评价是说明现代生物技术生物生产的食品和食品成分安全性最实际的方法。实质等同性的具体内容为:如果转基因食品中的营养成分和传统食品没有明显差异,则它们和传统对应物的安全性是等同的(Ramessar et al.,2007)。自实质等同性原则发表以来,已有耐草甘膦大豆(Cockburn,2002)、含高亚麻酸大豆、抗冷冻草菇(Qin et al.,2012;Wang et al.,2009)等多种转基因食品相继通过以实质等同性原则为依据的安全性评价。组成成分的分析对于评价一个新的转基因食品来说是必要的,因此,本研究以构建的银耳芽孢工程菌株为材料,以非转基因银耳芽孢为对照,进行了成分分析,探讨某些组分的变化是否是由引入外源基因而引起的。

引入外源基因后,银耳芽孢体内本身的代谢途径有可能被打乱,从而导致一系列的食品安全问题。因此,本章从食品安全问题出发,对转基因银耳芽孢工程菌株的组成成分和萜类化合物的代谢物进行了深入探讨。

4.2　材料与方法

4.2.1　质粒和菌株

银耳芽孢 Tr01 菌株,PDA 培养基固体斜面芽孢种购于福建古田。工程菌株 Ttfg-1 含有外源基因 $ggpps$;工程菌株 Ttfg-1-2 采用基因融合模式构建,含有外源基因 $ggpps$ 和 ts;工程菌株 Ttfg-1-g-2 采用独立表达框方法构建,含有外源基因 $ggpps$ 和 ts;工程菌株 Ttfg-1-g-2-g-3 采用独立表达框方法构建,含有外源基因 $ggpps,ts$ 和 $T5\alpha OH$;以上工程菌株均由本实验室构建。

4.2.2　方法

4.2.2.1　近似组成成分分析

近似组分的测定参考文献报道(Cheung,2010;胡瑞瑶 等,1990;Tseng et al.,2010)的方法进行。

4.2.2.2　糖类的提取与分析

糖类的提取参考文献报道(Buysse et al.,1993;Chow et al.,2004;Guo et al.,2007;Negrulescu et al.,2012)的方法进行。

4.2.2.3　微量元素的提取与分析

4.2.2.3.1　细胞内微量元素的提取与分析

(1)称取 0.5 g 菌体于 100 mL 烧杯中,加入 15 mL 70%硝酸溶液于敞开式加热炉上加热消解。

(2)待样品全部成为无色透明溶液后,加热至溶液蒸干。

(3)在烧杯中加入蒸馏水,无损失转移至 50 mL 容量瓶中,用水定容,备用。

（4）采用氢火焰离子检测器对样品进行检测。

4.2.2.3.2　细胞外微量元素的提取与分析

（1）移取 10 mL 发酵液于 100 mL 烧杯中，加入 10 mL 70％硝酸溶液于敞开式加热炉上加热消解。

（2）待样品全部成为无色透明溶液后，加热至溶液蒸干。

（3）在烧杯中加入蒸馏水，无损失转移至 50 mL 容量瓶中，用水定容，备用。

（4）采用氢火焰离子检测器对样品进行检测。

4.2.2.4　氨基酸的提取与分析

氨基酸的提取参考文献报道（Guo et al.，2007）的方法进行。

4.2.2.5　萜类化合物的提取与分析

4.2.2.5.1　IPP 的提取与分析

IPP 的提取与酶解参考文献报道（Vallon et al.，2008）的方法进行。

（1）IPP 标准曲线的绘制

准确称取 0.005 g 的 IPP 标准品，用正己烷定容至 10 mL 容量瓶中，配制成 0.5 mg·mL^{-1}母液，封口，置于 4 ℃保存。将 0.5 mg·mL^{-1} IPP 母液用正己烷逐级稀释配制成 0.1 mg·mL^{-1}、0.02 mg·mL^{-1}、0.004 mg·mL^{-1}标准溶液系列。

（2）IPP 测定条件

采用天美 GC7890Ⅱ气相色谱仪测定，安装美国菲罗门公司 ZB-5 ms，30 m×0.25 mm×0.25 μm 毛细管柱分离样品。

进样口温度：250 ℃；FID 检测器温度：260 ℃；无分流进样；1 μL 进样。

柱升温程序：50 ℃保留 1 min，以 35 ℃·min^{-1}提高到 150 ℃；以 15 ℃·min^{-1}提高到 270 ℃，保留 5 min。

4.2.2.5.2　DMAPP 的提取与分析

DMAPP 的提取与酶解参考文献报道（Vallon et al.，2008）的方法进行。

（1）DMAPP 标准曲线的绘制

准确称取 0.005 g 的 DMAPP 标准品，用正己烷定容至 10 mL 容量瓶中，配制成 0.5 mg·mL^{-1}母液，封口，置于 4 ℃保存。将 0.5 mg·mL^{-1} DMAPP 母液用正己烷逐级稀释配制成 0.1 mg·mL^{-1}、0.02 mg·mL^{-1}、0.004 mg·mL^{-1}标准溶液系列。

（2）DMAPP 测定条件

采用天美 GC7890Ⅱ气相色谱仪测定，安装美国菲罗门公司 ZB-5 ms，

30 m×0.25 mm×0.25 μm 毛细管柱分离样品。

进样口温度:250 ℃;FID 检测器温度:260 ℃;无分流进样;1 μL 进样。

柱升温程序:50 ℃保留 1 min,以 30 ℃·min^{-1}提高到 150 ℃;以 15 ℃·min^{-1} 提高到 270 ℃,保留 5 min。

4.2.2.5.3　FPP 的提取与分析

FPP 的提取与酶解参考文献报道(Vallon et al.,2008)的方法进行。

(1)FPP 标准曲线的绘制

准确称取 0.005 g 的 FPP 标准品,用正己烷定容至 10 mL 容量瓶中,配制成 0.5 mg·mL^{-1}母液,封口,置于 4 ℃保存。将 0.5 mg·mL^{-1} FPP 母液用正己烷逐级稀释配制成 0.1 mg·mL^{-1}、0.02 mg·mL^{-1}、0.004 mg·mL^{-1}标准溶液系列。

(2)FPP 测定条件

采用天美 GC7890Ⅱ气相色谱仪测定,安装美国菲罗门公司 ZB-5 ms,30 m×0.25 mm×0.25 μm 毛细管柱分离样品。

进样口温度:250 ℃;FID 检测器温度:260 ℃;无分流进样;1 μL 进样。

柱升温程序:50 ℃保留 2 min,以 30 ℃·min^{-1}提高到 150 ℃;以 10 ℃·min^{-1} 提高到 270 ℃,保留 5 min。

4.2.2.5.4　鲨烯的提取与分析

鲨烯的提取参考文献报道(Anterola et al.,2009)的方法进行。

(1)鲨烯标准曲线的绘制

准确称量角鲨烯(96%)标准品 0.0523 g。配制甲醇-二氯甲烷(色谱纯,$V:V=9:1$)100 mL。用 10 mL 容量瓶定容,标记 5.23 mg·mL^{-1}。

吸取 1 mL 浓度为 5.23 mg·mL^{-1} 的标准品,定容至 10 mL,标记 0.523 mg·mL^{-1}。

吸取 0.1 mL 浓度为 5.23 mg·mL^{-1} 的标准品,定容至 10 mL,标记 0.0523 mg·mL^{-1}。

吸取 0.01 mL 浓度为 5.23 mg·mL^{-1} 的标准品,定容至 10 mL,标记 0.00523 mg·mL^{-1}。

(2)鲨烯测定条件

色谱柱:Phenomenex luna C_{18} 250 mm×4.6 mm;参照方法,流动相为甲醇-水($V:V=98:2$),使用前经 0.45 μm 有机系微孔滤膜过滤并超声脱气;检测波长为 208 nm;流速 1.0 mL·min^{-1};柱温为室温。20 μL 定量环定量。

4.2.2.5.5　细胞内总二萜化合物的提取与分析

细胞内总二萜化合物的提取参考文献报道(Zhou et al.，2007)的方法进行。

(1)总二萜标准曲线的绘制

分别量取 0.5 mL、1 mL、2 mL、3 mL、4 mL、5 mL 冬凌草甲素标准溶液，置于 10 mL 容量瓶中，用 95％乙醇定容。以 95％乙醇为空白对照溶液，在 237 nm 下测定吸光度，绘制标准曲线。得到标准曲线回归方程为 $y = 0.0084x - 0.0005, R^2 = 0.9998$。

(2)总二萜测定

以 95％乙醇为空白对照溶液，在 237 nm 下分别测定样品的吸光度，得出总二萜的含量。

4.2.2.5.6　细胞内总三萜化合物的提取与分析

细胞内总三萜化合物的提取参考文献报道(黄珊珊 等，2008；沈思 等，2009)的方法进行。

(1)总三萜标准曲线的绘制

精密量取齐墩果酸溶液 0.1 mL、0.2 mL、0.4 mL、0.6 mL、0.8 mL、1.0 mL、1.2 mL，分别置于具塞试管中，水浴挥去溶剂，冷却。准确加入 0.2 mL 5％香草醛-冰醋酸溶液和 0.8 mL 高氯酸，混匀，密塞。置于 65 ℃恒温水浴中加热 20 min 后，放于冰水浴中，并加入冰醋酸 5 mL，摇匀后置于室温。在 550 nm 处测定吸光度，制作标准曲线。得到标准曲线回归方程为 $y = 0.9239x + 0.0001, R^2 = 0.9998$。

(2)总三萜测定

吸取样品溶液 0.4 mL 于试管内，密封，水浴挥去溶剂，冷却，准确加入 0.2 mL 5％香草醛-冰醋酸溶液和 0.8 mL 高氯酸，混匀，密塞。置于 65 ℃恒温水浴中加热 20 min 后，放于冰水浴中，并加入冰醋酸 5 mL，摇匀后置于室温。在 550 nm 处测定吸光度。

4.3　结果与分析

4.3.1　近似组分组成分析

由表 4.1 可以看出，经方差分析发现，与原种 Tr01 相比，工程菌株中的水分、粗脂肪、粗纤维、灰分没有明显变化，粗蛋白和碳水化合物有明显变化。随着引入的外源基因增加，工程菌株的粗蛋白含量都有明显的提高，碳水化合物的含量呈下降的趋势。产生这些变化,推测其可能是外源基因在银耳芽孢体内成功表达所引起的,但这些变化都是在已有文献报道范围之内的(Cheung,2010;胡瑞瑶 等,1990;Tseng et al.,2010)。所以,从近似组成成分上推断,转基因的银耳芽孢菌株与原种是相似的,没有实质性的差异。由表 4.1 还可以看出,银耳芽孢原种和工程菌株都含有很低的脂肪,并含有丰富的蛋白质和碳水化合物,是营养价值比例很高的营养保健品。

表 4.1　银耳芽孢原种和工程菌株的近似组成成分分析表

(单位:g・(100 g)$^{-1}$)

组成成分	菌株					文献报道
	Tr01	Ttfg-1	Ttfg-1-2	Ttfg-1-g-2	Ttfg-1-g-2-g-3	
水分	4.58±0.87	4.51±0.83	4.52±0.85	4.52±0.86	4.53±0.87	7.96~11.00
粗蛋白	9.08±0.64 a	9.33±0.66 b	9.43±0.62 c	10.28±0.65 d	11.27±0.65 e	4.60~14.68
粗纤维	1.57±0.93	1.56±0.87	1.58±0.89	1.57±0.91	1.58±0.89	1.40~5.28
粗脂肪	0.76±0.47	0.78±0.55	0.86±0.57	0.89±0.62	0.89±0.58	0.20~1.10
碳水化合物	78.10±0.94 e	74.91±0.86 b	74.56±0.87 a	75.31±0.91 c	75.76±0.91 d	82.98~94.80
灰分	5.91±0.19	5.87±0.23	5.86±0.17	5.88±0.32	5.87±0.31	0.40~5.38

注:所测物质为干物质的含量,每个实验值重复 3 次。小写字母表示在 0.05 水平上差异显著。

4.3.2　糖类的提取与分析

食用菌中的糖类物质能够作为活性物质,因此是研究的热点。银耳芽孢中的多糖作为生物和药物的活性物质,被证明有很多独特的作用(Guo et al.,2007)。对银耳芽孢原种 Tr01 与 4 种工程菌株的多糖、还原糖、可溶性糖含量进行了分析比较,结果如表 4.2 所示。

原种和工程菌株之间多糖的含量差异比较明显,在 3.57~12.62 mg・g^{-1}。与对照相比,所有工程菌株多糖的含量均有大幅度增加,不同的工程菌株之间,多糖含量也不同。在 5 种菌株中,还原糖的含量也呈现出不同的规律,除了Ttfg-1-2 之外,所有工程菌株还原糖的含量都有明显增加,尤其是工程菌株Ttfg-1-g-2-g-3,还原糖含量增加幅度非常大。可溶性糖含量的差异性和多糖与还原糖一样,与对照相比,所有工程菌株中的可溶性糖含量都有明显的增加,且差异显著。结果表明:在银耳芽孢体内,与另外两种糖相比,还原糖的比例比较大;另外,在银耳芽孢中引入不同的外源基因后,多糖、还原糖和可溶性糖的含量都有明显增加,能够有效促进糖类在体内的积累。然而,这些研究结果也处在前人文献报道的范围之内(Tseng et al.,2010;Chen,2010;DeBaets et al.,2001;Mau et al.,1998;Ulziijargal et al.,2011),这说明转基因银耳中糖类的含量与非转基因对照是实质等同的。

表 4.2　银耳芽孢原种和工程菌株的糖类含量分析表

(单位:mg・g^{-1})

组成成分	菌株					文献报道
	Tr01	Ttfg-1	Ttfg-1-2	Ttfg-1-g-2	Ttfg-1-g-2-g-3	
多糖	3.57±0.75 a	12.37±0.77 c	12.62±0.73 d	11.86±0.72 b	11.45±0.72 b	3.08~65.07
还原糖	87.73±1.07 b	89.40±0.91 b	76.50±1.60 a	91.37±0.40 c	124.24±0.40 d	31.54~41.46
可溶性糖	20.64±0.72 a	24.31±0.74 b	24.54±0.54 b	34.43±0.63 c	37.31±0.61 d	1.01~46.00

注:所测物质为干物质的含量,每个实验值重复 3 次。小写字母表示在 0.05 水平上差异显著。

4.3.3　微量元素的提取与分析

微量元素虽然在人体内的含量不多,但与人的生存和健康息息相关,对人的生命起至关重要的作用。它们的摄入过量、不足、不平衡或缺乏都会不同程度地引起人体生理的异常或导致疾病发生。对银耳芽孢原种 Tr01 与 4种工程菌株的微量元素(Ca,Mg,Fe,Zn,K)的含量进行了分析比较(表 4.3 和表 4.4)。

经方差分析比较可以看出,银耳芽孢原种 Tr01 与 4 种工程菌株的微量元素含量存在很大的差异。与对照相比,工程菌株 Ttfg-1 中 Mg,Fe 和 K 的含量增加,Ca 和 Zn 的含量减少;工程菌株 Ttfg-1-2 中 Mg,Fe 和 Ca 的含量增加,K和 Zn 的含量减少;工程菌株 Ttfg-1-g-2 中 Mg,Fe,Zn 和 Ca 的含量增加,K 的含量减少;工程菌株 Ttfg-1-g-2-g-3 中 Mg 的含量增加,Fe,Ca,K 和 Zn 的含量减少。银耳芽孢工程菌株和对照中微量元素的差异可能是由于外源基因的插入引起的,其中,Ca 和 Zn 含量的变化在文献报道范围之内(Zhao et al.,2006;Zhuo,2012);而非转基因银耳和转基因银耳中 Mg 和 K 含量远远超出了文献报道的范围,转基因银耳芽孢中的 Mg 和 K 含量明显高于非转基因的银耳芽孢,这 2 种微量元素都是人体不可缺少的,它们在人体内电子传递过程中起着重要的作用。

表 4.3　银耳芽孢原种和工程菌株细胞内的微量元素含量分析表

（单位:mg・(100 g)$^{-1}$)

组成成分	菌株					文献报道
	Tr01	Ttfg-1	Ttfg-1-2	Ttfg-1-g-2	Ttfg-1-g-2-g-3	
Ca	11.68±0.21 c	10.05±0.24 b	15.78±0.31 d	23.70±0.18 e	8.76±0.19 a	9.00~240.00
Mg	250.00±0.08 a	575.63±0.32 e	535.00±0.21 d	471.88±0.15 c	441.25±0.17 b	54.00~67.00
Fe	4.10±0.16 b	6.17±0.23 c	6.82±0.14 d	6.87±0.22 e	3.41±0.22 a	0.49~4.54
Zn	5.31±0.09 d	2.47±0.08 b	4.97±0.08 c	9.89±0.07 e	2.31±0.09 a	0.31~10.04
K	2421.00±0.16 d	2587.23±0.13 e	2414.45±0.15 c	2189.32±0.18 b	1900.00±0.18 a	1400~1588

注:所测物质为干物质的含量,每个实验值重复 3 次。小写字母表示在 0.05 水平上差异显著。

由表 4.4 可以看出,银耳芽孢原种 Tr01 与 4 种工程菌株经发酵后,发酵液中微量元素的含量同样存在很大的差异。值得注意的是,所有工程菌株发酵液微量元素的含量都明显高于原种发酵液。其中,工程菌株 Ttfg-1 发酵液中 Fe 的含量明显高于对照和其他工程菌株,工程菌株 Ttfg-1-g-2 发酵液中含有丰富的 K。同细胞内一样,银耳芽孢原种与工程菌株的发酵液中,Mg 和 K 的含量也同样很高。

表 4.4　银耳芽孢原种和工程菌株发酵液中的微量元素含量分析表

（单位:mg・L^{-1})

组成成分	菌株				
	Tr01	Ttfg-1	Ttfg-1-2	Ttfg-1-g-2	Ttfg-1-g-2-g-3
Ca	2.23±0.02 a	3.33±0.08 c	3.80±0.07 d	3.98±0.18 e	3.02±0.06 b
Mg	103.25±0.14 a	147.58±0.21 b	151.08±0.33 d	149.00±0.15 c	155.33±0.15 e
Fe	0.07±0.06 a	4.51±0.03 e	0.09±0.07 b	1.02±0.15 c	2.90±0.06 d
Zn	0.02±0.07 a	0.19±0.05 b	1.06±0.08 d	2.42±0.15 e	0.20±0.07 c
K	499.50±0.06 a	702.42±0.03 b	718.67±0.11 c	745.00±0.15 e	719.92±0.08 d

注:每个实验值重复 3 次。小写字母表示在 0.05 水平上差异显著。

4.3.4　氨基酸的提取与分析

对于健康的饮食来说,蛋白质和组成蛋白质的氨基酸都是关键的营养要素。维护身体的蛋白质是生存的关键，特别是在受伤或患有疾病时，氨基酸和蛋白质的摄入是非常重要的(Fukagawa,2013)。有文献报道,必需氨基酸的混合物在预防常见的老年性疾病和治疗某些症状时起着不可替代的作用(Borsheim et al.,2008;Kim et al.,2012;Rondanelli et al.,2011)。蛋白质和氨基酸同样对骨头的健康起着重要的作用(Levis et al.,2012;Tome,2012)。

4.3.4.1　总氨基酸组成成分分析

对银耳芽孢原种 Tr01 与 4 种工程菌株细胞内氨基酸含量进行了提取分析(图 4.1～图 4.5)。

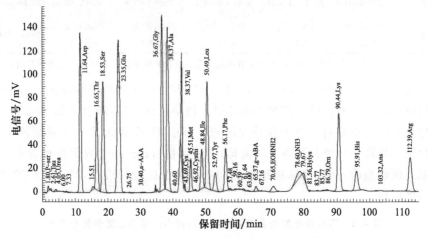

图 4.1　原种 Tr01 细胞内氨基酸液相色谱图

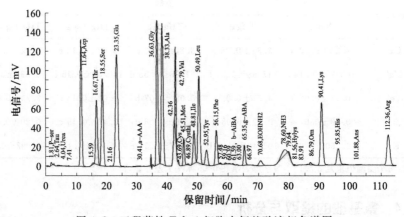

图 4.2　工程菌株 Ttfg-1 细胞内氨基酸液相色谱图

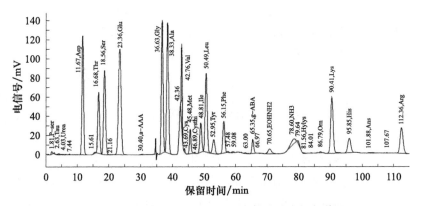

图 4.3　工程菌株 Ttfg-1-2 细胞内氨基酸液相色谱图

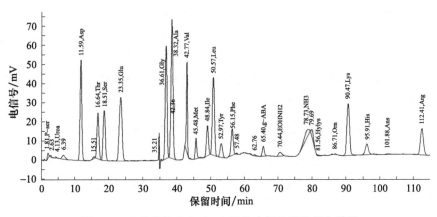

图 4.4　工程菌株 Ttfg-1-g-2 细胞内氨基酸液相色谱图

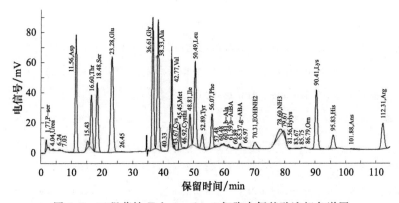

图 4.5　工程菌株 Ttfg-1-g-2-g-3 细胞内氨基酸液相色谱图

对以上 5 种菌株细胞内氨基酸的含量进行分析比较可以看出(表 4.5),5 种菌株细胞内总氨基酸的含量存在明显的差异,含量在 $37.20 \sim 77.09$ mg·g^{-1}。在银耳芽孢原种和工程菌株中,氨基酸的种类高达 26 种。与对照相比,工程菌株 Ttfg-1,Ttfg-1-2 和 Ttfg-1-g-2 的总氨基酸含量有不同程度的下降,Ttfg-1-g-2-g-3 总氨基酸含量大幅增长。与对照相比,所有工程菌株中半胱氨酸的含量明显降低。工程菌株 Ttfg-1 比原种多了 1 种氨基酸,为 β-氨基丁酸;工程菌株 Ttfg-1-g-2-g-3 比原种多了 2 种氨基酸,分别是 β-氨基丁酸和 β-丙氨酸,但比原种少了牛磺酸;工程菌株 Ttfg-1-g-2 比原种少了牛磺酸、α-氨基己二酸、半胱氨酸、胱氨酸 4 种氨基酸。经方差分析比较发现,4 种工程菌株之间的氨基酸含量也有明显的不同,其中,工程菌株 Ttfg-1-g-2-g-3 总氨基酸含量最高,个别氨基酸的含量明显高于对照和其他工程菌株,如磷酸丝氨酸、谷氨酸、亮氨酸和羟赖氨酸。由表 4.5 还可以看出,工程菌株中除磷酸丝氨酸、牛磺酸、氨基己二酸、半胱氨酸、β-丙氨酸、β-氨基丁酸和 γ-氨基丁酸这些氨基酸与原种之间有差别之外,大部分常见氨基酸的变化都在之前文献的报道范围内(高燕红 等,2010;胡瑞瑶 等,1990),说明转基因银耳芽孢的常见氨基酸和非转基因银耳芽孢是实质等同的。

表 4.5　银耳芽孢原种和工程菌株细胞内氨基酸的组成分析表

测项	菌株					文献报道
	Tr01	Ttfg-1	Ttfg-1-2	Ttfg-1-g-2	Ttfg-1-g-2-g-3	
磷酸丝氨酸	0.20±0.23 b	0.16±0.22 a	0.14±0.25 a	0.31±0.33 c	0.96±0.15 d	—
牛磺酸	0.08±0.24 a	0.64±0.27 b	0.06±0.26 a	n.d	n.d	—
天冬氨酸	4.48±0.26 d	4.36±0.24 c	4.02±0.27 b	3.53±0.24 a	6.85±0.25 e	1.92～8.00
苏氨酸	2.71±0.21 d	2.66±0.23 c	2.48±0.23 b	1.88±0.23 a	3.58±0.21 e	1.04～4.30
丝氨酸	3.45±0.23 d	3.35±0.25 c	3.18±0.24 b	1.92±0.23 a	4.57±0.25 e	1.07～5.00
谷氨酸	9.15±0.23 d	8.20±0.21 c	7.64±0.23 b	4.66±0.21 a	11.95±0.25 e	2.22～10.60
芳香族氨基酸	0.02±0.21 a	0.07±0.23 b	0.37±0.25 c	n.d	n.d	—
甘氨酸	3.04±0.23 b	3.07±0.24 b	2.83±0.24 c	2.37±0.21 a	4.73±0.25 e	0.99～4.10
丙氨酸	4.79±0.21 b	5.13±0.23 a	4.69±0.22 d	4.99±0.26 c	7.86±0.25 e	1.02～5.00
缬氨酸	2.02±0.22 b	2.01±0.23 b	1.78±0.24 a	2.12±0.23 c	3.60±0.25 e	0.82～4.2
胱氨酸	1.58±0.22 b	0.11±0.21 a	0.11±0.23 a	n.d	0.25±0.25 c	0.10～0.40
甲硫氨酸	1.03±0.31 c	1.03±0.33 c	0.92±0.27 b	0.78±0.27 a	1.61±0.25 e	1.00～1.10

测项	菌株					文献报道
	Tr01	Ttfg-1	Ttfg-1-2	Ttfg-1-g-2	Ttfg-1-g-2-g-3	
半胱氨酸	0.04±0.13 a	0.05±0.15 a	0.41±0.17 b	n.d	0.51±0.18 e	—
异亮氨酸	1.53±0.19 c	1.58±0.17 d	1.39±0.13 a	1.45±0.13 b	2.56±0.25 e	0.83～4.70
亮氨酸	4.15±0.21 a	4.17±0.19 c	3.72±0.15 b	3.66±0.15 a	6.80±0.22 e	1.15～7.20
酪氨酸	1.09±0.13 a	1.2±0.13 a	1.02±0.15 a	1.01±0.13 a	1.72±0.15 b	0.82～5.30
苯丙氨酸	2.11±0.16 c	2.12±0.15 c	1.93±0.15 b	1.62±0.13 a	3.47±0.14 e	0.82～4.40
β-丙氨酸	n.d	n.d	n.d	n.d	0.19±0.24 e	—
β-氨基异丁酸	n.d	0.01±0.13 a	n.d	n.d	0.19±0.25 b	—
Γ-氨基丁酸	0.17±0.14 a	0.72±0.15 d	0.50±0.13 c	0.38±0.15 b	0.31±0.17 e	—
羟赖氨酸	0.03±0.19 a	0.03±0.17 a	0.02±0.14 a	0.03±0.13 a	0.65±0.12 e	—
鸟氨酸	0.02±0.21 a	0.09±0.19 b	0.34±0.19 c	0.03±0.19 a	0.37±0.23 e	—
赖氨酸	3.64±0.13 d	3.6±0.13 c	3.26±0.13 b	2.97±0.13 a	5.74±0.14 e	0.95～4.90
组氨酸	1.24±0.13 c	1.42±0.13 d	1.11±0.13 b	0.82±0.13 a	1.05±0.12 e	0.42～2.30
天冬酰胺	0.52±0.18 b	0.7±0.17 c	0.37±0.17 a	0.36±0.17 a	1.32±0.16 d	—
精氨酸	2.47±0.19 b	2.8±0.19 c	2.31±0.18 a	2.31±0.18 a	3.73±0.19 d	1.59～3.70
T	49.56±0.17 d	49.28±0.15 c	44.60±0.15 b	37.20±0.16 a	77.09±0.19 e	—
E	17.19±0.21 c	17.17±0.23 c	15.48±0.24 b	14.48±0.21 a	27.36±0.23 d	—
CE	3.71±0.19 c	4.22±0.21 d	3.42±0.23 b	3.13±0.19 a	4.78±0.19 e	—
N	28.04±0.23 c	26.45±0.21 c	23.87±0.19 b	20±0.18 a	39.24±0.19 e	—
E/N	0.61	0.65	0.65	0.72	0.70	—
E/T	34.69%	34.84%	34.71%	38.92%	35.49%	—
CE/T	7.49%	8.56%	7.67%	8.41%	6.20%	—

注:所测物质为干物质的含量,每个实验值重复 3 次。T:总氨基酸;E:8 种必需氨基酸;N:非必需氨基酸(胱氨酸、组氨酸、精氨酸、天冬氨酸、丙氨酸、谷氨酸、甘氨酸、脯氨酸、丝氨酸、酪氨酸);CE:儿童必需氨基酸(组氨酸、精氨酸)。n.d:未检测到。氨基酸含量的单位为 mg·g^{-1}。小写字母表示在 0.05 水平上差异显著。

对银耳芽孢原种 Tr01 与 4 种工程菌株发酵液中氨基酸含量进行了提取分析(图 4.6～图 4.10)。

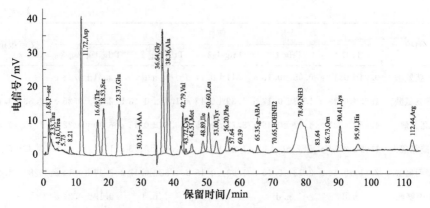

图 4.6 原种 Tr01 发酵液氨基酸液相色谱图

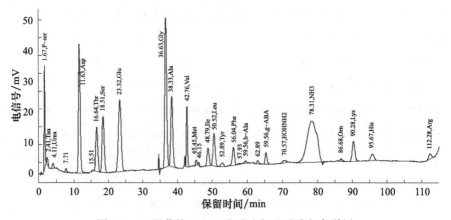

图 4.7 工程菌株 Ttfg-1 发酵液氨基酸液相色谱图

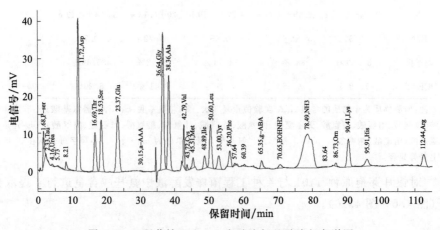

图 4.8 工程菌株 Ttfg-1-2 发酵液氨基酸液相色谱图

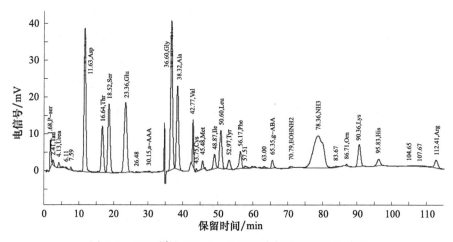

图 4.9　工程菌株 Ttfg-1-g-2 发酵液氨基酸液相色谱图

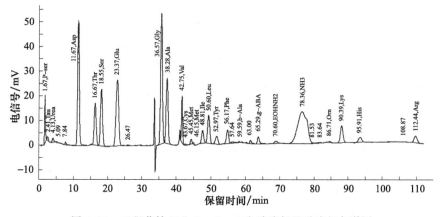

图 4.10　工程菌株 Ttfg-1-g-2-g-3 发酵液氨基酸液相色谱图

由表 4.6 可以看出,工程菌株和原种发酵液中的总氨基酸含量各不相同,含量在 87.31～115.84 mg·L^{-1}。在 5 种菌株中有 22 种氨基酸被检测到。在所有的菌株中,缺少 1 种必需氨基酸:色氨酸;缺少 1 种非必需氨基酸:脯氨酸。和原种对照相比,所有工程菌株发酵液中总氨基酸的含量明显增加;其中,工程菌株 Ttfg-1,Ttfg-1-2 和 Ttfg-1-g-2-g-3 多了 1 种氨基酸:β-丙氨酸。经方差分析得知,4 种不同类型的工程菌株之间存在明显的差异,其中,Ttfg-1-g-2-g-3 工程菌株发酵液中总氨基酸含量最高。

值得注意的是,在原种与工程菌株的细胞和发酵液中都检测到了含量比较丰富的 γ-氨基丁酸。γ-氨基丁酸作为一种活性物质,对人类的健康有重要的作用。同时，γ-氨基丁酸也是抗高血压药的主要组成成分。在氨基酸组成中，γ-氨基丁酸起着调节鲜味的作用。在原种和工程菌株细胞内，γ-氨基丁酸的含量为 $0.17 \sim 0.72$ mg·g^{-1}，所有工程菌株细胞内的 γ-氨基丁酸含量都明显高于对照；在发酵液中，其含量为 $0.87 \sim 1.26$ mg·L^{-1}，除了工程菌株 Ttfg-1-2 和 Ttfg-1-g-2 之外，其余 2 种工程菌株中的含量都明显高于对照。在本研究中，原种与工程菌株细胞内的 γ-氨基丁酸的含量处于较高的水平。有文献报道，在巴西蘑菇、茶树菇及牛肝菌中，γ-氨基丁酸的含量为 $0.11 \sim 0.36$ g·kg^{-1}（Mau et al.，2001a）。

表 4.6　银耳芽孢原种和工程菌株发酵液中氨基酸的组成分析表

测项	Tr01	Ttfg-1	Ttfg-1-2	Ttfg-1-g-2	Ttfg-1-g-2-g-3
磷酸丝氨酸	5.37±0.19 b	14.34±0.21 e	13.30±0.18 d	3.77±0.19 a	8.29±0.19 c
牛磺酸	0.28±0.18 a	1.40±0.21 e	0.96±0.19 d	0.73±0.17 b	0.89±0.16 c
天冬氨酸	14.33±0.19 d	14.09±0.16 c	11.97±0.18 a	14.03±0.19 b	17.96±0.19 e
苏氨酸	4.68±0.18 a	6.20±0.17 b	14.35±0.17 d	14.04±0.18 c	7.34±0.18 d
丝氨酸	5.51±0.21 a	7.51±0.19 d	5.89±0.18 b	7.43±0.19 c	9.13±0.21 e
谷氨酸	11.47±0.17 a	18.26±0.15 d	12.37±0.19 b	14.62±0.19 c	20.18±0.19 e
芳香族氨基酸	0.17±0.19 a	n.d	n.d	0.17±0.19 a	n.d
甘氨酸	8.28±0.21 a	11.07±0.19 d	8.59±0.22 b	9.06±0.21 c	11.81±0.21 e
丙氨酸	9.54±0.23 d	8.79±0.21 c	7.87±0.19 a	8.46±0.21 b	9.90±0.21 e
缬氨酸	2.90±0.18 a	5.02±0.19 e	3.02±0.17 b	3.07±0.19 c	4.66±0.18 d
半胱氨酸	0.57±0.21 c	n.d	n.d	0.30±0.22 a	0.24±0.21 b
甲硫氨酸	1.16±0.19 e	0.59±0.21 b	0.47±0.18 a	0.82±0.17 d	0.71±0.17 c
异亮氨酸	1.74±0.22 a	2.97±0.19 e	1.99±0.21 b	2.13±0.21 c	2.73±0.21 d
亮氨酸	5.62±0.21 d	5.27±0.18 e	4.15±0.19 b	0.49±0.19 a	5.59±0.21 d
酪氨酸	2.90±0.19 e	0.97±0.18 b	0.47±0.18 a	1.37±0.18 c	2.56±0.17 d
苯丙氨酸	2.54±0.22 b	3.68±0.21 e	2.39±0.19 a	3.02±0.21 c	3.50±0.21 d
β-氨基丙酸	n.d	1.03±0.19 b	0.47±0.21 a	n.d	0.38±0.21 c
γ-氨基丁酸	0.91±0.21 c	1.45±0.17 e	0.89±0.17 ab	0.87±0.18 a	1.26±0.17 d
鸟氨酸	0.30±0.19 b	0.32±0.16 b	0.21±0.19 a	0.20±0.21 a	0.19±0.21 a
赖氨酸	4.44±0.19 e	4.12±0.18 c	3.26±0.17 a	3.59±0.21 b	4.22±0.21 d
组氨酸	1.70±0.21 d	1.76±0.19 e	1.27±0.19 a	1.49±0.18 b	1.65±0.19 c
精氨酸	2.88±0.23 c	1.48±0.25 a	1.37±0.26 a	1.96±0.26 b	2.68±0.23 c

测项	Tr01	Ttfg-1	Ttfg-1-2	Ttfg-1-g-2	Ttfg-1-g-2-g-3
T	87.31±0.21 a	110.29±0.22 d	95.26±0.19 c	91.62±0.19 b	115.84±0.21 e
E	23.08±0.21 a	27.85±0.17 b	29.63±0.19 d	27.15±0.19 b	28.73±0.19 c
CE	4.58±0.19 e	3.24±0.16 b	2.64±0.17 a	3.45±0.15 c	4.33±0.15 d
N	57.06±0.21 b	70.75±0.19 d	57.20±0.18 b	55.07±0.16 a	69.46±0.16 c
E/N	0.40	0.39	0.52	0.49	0.41
E/T	26.43%	25.25%	31.10%	29.63%	24.80%
CE/T	5.25%	2.94%	2.77%	3.77%	3.73%

注:所测物质为发酵液的含量,每个实验值重复 3 次。T:总氨基酸;E:8 种必需氨基酸;N:非必需氨基酸(胱氨酸、组氨酸、精氨酸、天冬氨酸、丙氨酸、谷氨酸、甘氨酸、脯氨酸、丝氨酸、酪氨酸);CE:儿童必需氨基酸(组氨酸、精氨酸)。n.d:未检测到。氨基酸含量的单位为 mg·L⁻¹。小写字母表示在 0.05 水平上差异显著。

4.3.4.2　必需氨基酸组成成分分析

由表 4.5 可以看出,5 种菌株细胞内的必需氨基酸含量有所差异。与对照相比,工程菌株 Ttfg-1 细胞内的必需氨基酸含量差异不显著;工程菌株 Ttfg-1-2 和 Ttfg-1-g-2 细胞内的必需氨基酸含量明显下降;工程菌株 Ttfg-1-g-2-g-3 细胞内的必需氨基酸含量大幅增加。工程菌株之间的必需氨基酸含量也有明显的不同,5 种菌株必需氨基酸/非必需氨基酸(E/N)的值分别为 0.61、0.65、0.65、0.72 和 0.70,必需氨基酸/总氨基酸(E/T)的值分别为 34.69%、34.84%、34.71%、38.92%和 35.49%。与对照相比,工程菌株 E/N 和 E/T 值都有增加。2007 年,世界卫生组织和农业组织规定,食品中理想蛋白质 E/N 在 0.60 以上,E/T 为 40%。因此,银耳芽孢原种和工程菌株中氨基酸的含量均接近理想蛋白质组成比例的要求,特别是工程菌株。

发酵液中必需氨基酸含量的差异也比较明显(表 4.6)。与对照相比,4 种不同类型的工程菌株发酵液中必需氨基酸的含量都有明显增加。工程菌株之间含量也有差异,其中工程菌株 Ttfg-1 与 Ttfg-1-g-2 之间比较接近。5 种菌株 E/N 值分别为 0.40、0.39、0.52、0.49 和 0.41,E/T 值分别为 26.43%、25.25%、31.10%、29.63%和 24.80%。工程菌株 Ttfg-1-2 和 Ttfg-1-g-2 的 E/N 和 E/T 值都明显高于对照,说明这 2 种工程菌株中蛋白质组成比例要优于原种。

研究发现,在银耳芽孢原种和工程菌株的必需氨基酸组成中,亮氨酸的含量较高。亮氨酸在代谢途径中起着不可替代的作用(Millward,2012;Nicastro et al.,2012;Valerio et al.,2011),包括与异亮氨酸和缬氨酸一起修复肌肉、控制血糖、给身体组织提供能量等。

4.3.4.3 儿童必需氨基酸组成成分分析

由表 4.5 可以看出,儿童必需氨基酸的含量在 5 种菌株之间也有明显的不同。工程菌株 Ttfg-1 和 Ttfg-1-g-2-g-3 细胞内所含的儿童必需氨基酸要明显高于对照,而工程菌株 Ttfg-1-2 和 Ttfg-1-g-2 细胞内所含的儿童必需氨基酸相比对照有所降低。儿童必需氨基酸/总氨基酸(CE/T)也有明显的不同,5 种菌株分别为 7.49%、8.56%、7.67%、8.41% 和 6.20%。除了工程菌株 Ttfg-1-g-2-g-3 外,其他 3 种工程菌株的 CE/T 值高于对照,说明工程菌株中儿童必需氨基酸的比例要高于对照菌株。

发酵液中的儿童必需氨基酸含量也表现出明显的差异(表 4.6)。与对照相比,所有工程菌株发酵液中儿童必需氨基酸的含量都呈明显降低趋势;同样,CE/T 值也呈降低趋势,5 种菌株分别为 5.25%、2.94%、2.77%、3.77% 和 3.73%。

精氨酸被认为是儿童必需氨基酸中的一种,其研究报道有很多。精氨酸被发现是 NO 的前体物质,其在机体的许多器官功能协调过程中起着至关重要的作用(Fukagawa,2013;Luiking et al.,2012)。与之前的研究报道相比,银耳芽孢原种和工程菌株中精氨酸的含量处于中等水平。Guo 等(2007)报道的 4 种商业蘑菇精氨酸的含量为 $7.36 \sim 12.6$ g·kg^{-1}。在其他品种的蘑菇中,精氨酸的含量为 $0.54 \sim 0.65$ g·kg^{-1}(Tsai et al.,2008)。

4.3.4.4 味觉必需氨基酸组成成分分析

食用菌中的氨基酸,根据其味道的不同特征,被分成几组不同类的氨基酸:鲜味氨基酸、甜味氨基酸、苦味氨基酸、无味氨基酸等(Mau et al.,2001b;Stijve et al.,2002)。对银耳芽孢原种和工程菌株细胞内的味觉氨基酸进行分析研究,结果如表 4.7 所示。

表 4.7 银耳芽孢原种和工程菌株细胞内味觉氨基酸的组成分析表

(单位:g·kg^{-1})

氨基酸	Tr01	Ttfg-1	Ttfg-1-2	Ttfg-1-g-2	Ttfg-1-g-2-g-3
鲜味氨基酸	13.63±0.21 d	12.56±0.25 c	11.66±0.22 b	8.19±0.21 a	18.80±0.23 e
甜味氨基酸	10.74±0.18 c	11.02±0.17 d	10.14±0.17 b	9.55±0.21 a	17.13±0.26 e
苦味氨基酸	14.55±0.23 c	15.13±0.19 d	13.16±0.21 b	12.76±0.21 a	22.82±0.27 e
无味氨基酸	4.37±0.19 c	4.80±0.22 d	4.28±0.21 b	3.98±0.18 a	7.46±0.23 e

注:所测物质为干物质的含量,每个实验值重复 3 次。小写字母表示在 0.05 水平上差异显著。

5 种菌株中鲜味氨基酸的含量在 8.19～18.80 g・kg^{-1}。与对照相比,工程菌株 Ttfg-1-g-2-g-3 中的鲜味氨基酸含量明显增加,其他工程菌株中鲜味氨基酸的含量明显下降,这说明转基因银耳中鲜味氨基酸的含量会受到外源基因的影响。5 种菌株中甜味氨基酸、苦味氨基酸、无味氨基酸的含量变化表现一致。工程菌株 Ttfg-1 和 Ttfg-1-g-2-g-3 中 3 种氨基酸的含量都高于银耳芽孢原种,工程菌株 Ttfg-1-2 和 Ttfg-1-g-2 中 3 种氨基酸的含量都低于银耳芽孢原种。推测这些变化可能是外源基因在银耳芽孢体内的成功表达所引起的。

与之前的研究报道相比,本研究中银耳芽孢原种和工程菌株中的鲜味氨基酸含量处于一个较高的水平。Guo 等(2007)报道的 4 种商业蘑菇中鲜味氨基酸的含量为 15.8～53.6 g・kg^{-1}。巴西蘑菇、茶树菇和牛肝菌中鲜味氨基酸的含量为 1.24～4.04 g・kg^{-1}(Tsai et al.,2008)。在灰树花、猴头菇和巨大口蘑中,鲜味氨基酸的含量只有 0.68～1.09 g・kg^{-1}(Mau et al.,2001a)。金针菇、香菇、鲍鱼菇和平菇中鲜味氨基酸的含量为 2.25～13.6 g・kg^{-1}(Yang et al.,2001)。

银耳芽孢原种与工程菌株发酵液中味觉氨基酸的含量也有差异(表 4.8)。与对照相比,工程菌株 Ttfg-1,Ttfg-1-g-2 和 Ttfg-1-g-2-g-3 发酵液中鲜味氨基酸的含量明显增加,工程菌株 Ttfg-1-2 中鲜味氨基酸的含量下降。所有工程菌株中甜味氨基酸的含量均大幅增加。苦味氨基酸的含量变化呈现出两种趋势,一种是工程菌株 Ttfg-1 和 Ttfg-1-g-2-g-3 含量上升,另一种是 Ttfg-1-2 和 Ttfg-1-g-2 含量下降。所有工程菌株中无味氨基酸的含量都有不同程度的减少。这些变化可能是在银耳芽孢体内引入不同的外源基因所引起的。

表 4.8　银耳芽孢原种和工程菌株发酵液中味觉氨基酸的组成分析表

(单位:g・L^{-1})

氨基酸	Tr01	Ttfg-1	Ttfg-1-2	Ttfg-1-g-2	Ttfg-1-g-2-g-3
鲜味氨基酸	25.80±0.18 b	32.34±0.17 d	24.34±0.21 a	28.65±0.18 c	38.14±0.18 e
甜味氨基酸	27.88±0.21 a	40.39±0.24 d	44.11±0.21 e	35.33±0.22 b	37.32±0.23 c
苦味氨基酸	18.54±0.19 c	20.76±0.23 d	14.65±0.21 b	12.97±0.18 a	21.52±0.19 e
无味氨基酸	7.35±0.21 e	5.10±0.17 c	3.73±0.21 a	4.96±0.22 b	6.78±0.24 d

注:所测物质为干物质的含量,每个实验值重复 3 次。小写字母表示在 0.05 水平上差异显著。

4.3.5　萜类代谢物的提取与分析

萜类化合物组成了种类繁多的代谢物,这些代谢物在结构和功能上具有多样性(Bouvier et al.,2005;Kuzuyama et al.,2003;Seemann et al.,2006)。这些独特的化合物都是以 C5 为单位的,由 DMAPP 和 IPP 通过 MVA(甲羟戊酸)或者 MEP 途径合成的(Hemmerlin,2013)(图 4.11)。为了揭示外源基因对萜类代谢途径中代谢物的影响,对银耳芽孢原种和工程菌株中的萜类代谢物进行了提取与分析。

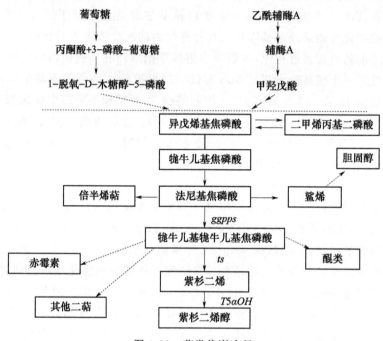

图 4.11 萜类代谢途径

4.3.5.1 IPP 的提取与分析

4.3.5.1.1 IPP 标准曲线的制作

GC-FID 结果表明,IPP 标准品保留时间是 10.738 min(图 4.12)。配置的标准曲线线性拟合较好,方程是 $W = 3.56556 \times 10^{-5} \pm 9.71846 \times 10^{-8} A$。其中,校正因子:$f_0 = 3.56556 \times 10^{-5}$,$f_1 = 9.71846 \times 10^{-8}$;相关系数:$R^2 = 0.99921$。可以进行下一步实验。

4.3.5.1.2 GC-FID 检测 IPP

对银耳芽孢原种和工程菌株中的 IPP 提取后,进行 GC-FID 检测,如图 4.13 所示。

对以上 5 种菌株中的 IPP 含量进行分析,结果如图 4.14a 所示。与对照相

比,工程菌株 Ttfg-1,Ttfg-1-2 和 Ttfg-1-g-2 中 IPP 的含量减少,而工程菌株
Ttfg-1-g-2-g-3 中 IPP 的含量增加。除了工程菌株 Ttfg-1-g-2-g-3 之外,随着引
入基因数量的增加,工程菌株中的 IPP 含量呈现下降的趋势;而工程菌株 Ttfg-
1-g-2-g-3 中 IPP 的含量上升,可能是因为 DMAPP 转化为 IPP,或者是在该工
程菌株体内合成紫杉醇前体代谢物的过程中利用 DMAPP 作为底物进行了后
续反应。这些结果说明外源基因的引入,直接或者间接利用了 IPP 作为底物,
合成紫杉醇的前体物质。

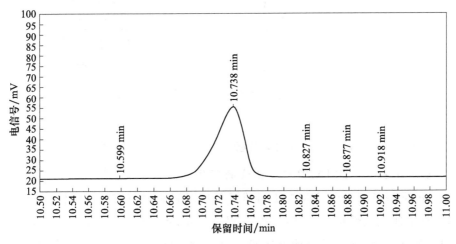

图 4.12　IPP 标准品气相色谱图

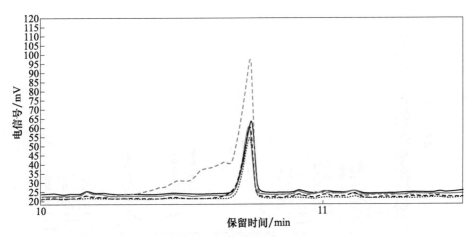

图 4.13　银耳芽孢原种和工程菌株中 IPP 气相色谱图

(实线为原种,虚线工程菌株)

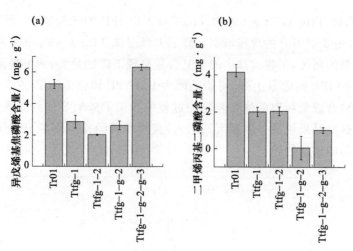

图 4.14　银耳芽孢原种和工程菌株中萜类化合物的含量

（a 为异戊烯—焦磷酸, b 为二甲烯丙烯二磷酸）

4.3.5.2　DMAPP 的提取与分析

4.3.5.2.1　DMAPP 标准曲线的制作

GC-FID 结果表明, DMAPP 标准品保留时间是 12.975 min（图 4.15）。配置的标准曲线线性拟合较好, 方程是 $W = 5.56556 \times 10^{-5} \pm 8.71846 \times 10^{-8} A$。其中, 校正因子: $f_0 = 5.56556 \times 10^{-5}$, $f_1 = 8.71846 \times 10^{-8}$; 相关系数: $R^2 = 0.99951$。可以进行下一步实验。

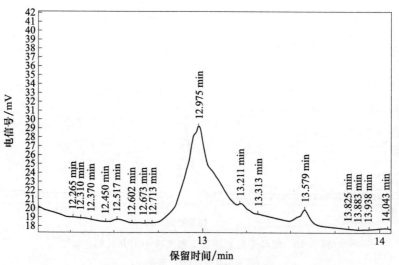

图 4.15　DMAPP 标准品气相色谱图

4.3.5.2.2　GC-FID 检测 DMAPP

对银耳芽孢原种和工程菌株中的 DMAPP 提取后,进行 GC-FID 检测,如图 4.16 所示。

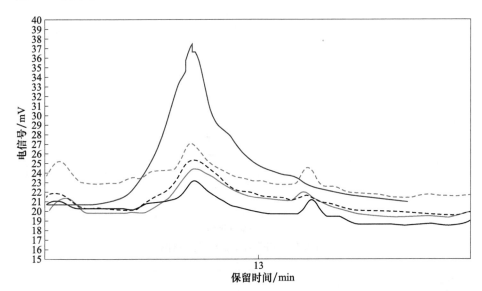

图 4.16　银耳芽孢原种和工程菌株中 DMAPP 气相色谱图

(实线为原种,虚线为工程菌株)

对以上 5 种菌株中的 DMAPP 含量进行分析,结果如图 4.14b 所示。与对照相比,所有工程菌株中 DMAPP 的含量都明显下降,说明外源基因的引入,直接或者间接利用了 DMAPP 作为底物,合成紫杉醇的前体物质。

4.3.5.3　FPP 的提取与分析

4.3.5.3.1　FPP 标准曲线的制作

GC-FID 结果表明,DMAPP 标准品保留时间是 11.647 min(图 4.17)。配置的标准曲线线性拟合较好,方程是 $W = 4.56458 \times 10^{-5} \pm 7.71846 \times 10^{-8} A$。其中,校正因子:$f_0 = 4.56458 \times 10^{-5}$,$f_1 = 7.71846 \times 10^{-8}$;相关系数:$R^2 = 0.99821$。可以进行下一步实验。

4.3.5.3.2　GC-FID 检测 FPP

对银耳芽孢原种和工程菌株中的 FPP 提取后,进行 GC-FID 检测,如图 4.18 所示。

对以上 5 种菌株中的 FPP 含量进行分析,结果如图 4.19a 所示。银耳芽孢原种中的 FPP 含量与 DMAPP 和 IPP 相比明显更低。在银耳芽孢体内引入不同数量的外源基因后,FPP 的含量锐减。FPP 是合成紫杉醇代谢途径中最直接的底物,外源基因的成功表达,导致了 FPP 的含量直线下降,说明外源基因有效利用了 FPP 作为底物,生成了紫杉醇的前体物质。

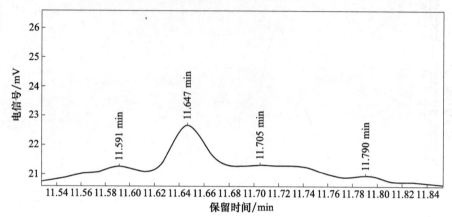

图 4.17 FPP 标准品气相色谱图

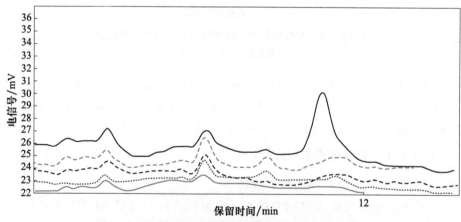

图 4.18 银耳芽孢原种和工程菌株中 FPP 气相色谱图

(实线为原种,虚线为工程菌株)

4.3.5.4 鲨烯的提取与分析

4.3.5.4.1 鲨烯标准曲线的制作

HPLC-UV 结果表明,鲨烯在本研究所述测定条件下保留时间为 3.058 min(图 4.20)。标准曲线的线性拟合较好,方程是 $W = -0.0960304 \pm 2.07248 \times 10^{-8} A$。其中,校正因子:$f_0 = -0.0960304$,$f_1 = 2.07248 \times 10^{-8}$;相关系数:$R^2 = 0.99999$。

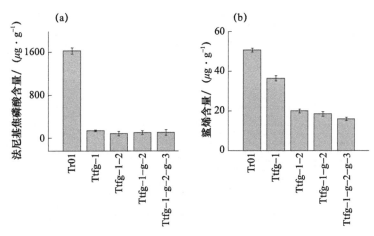

图 4.19　银耳芽孢原种和工程菌株中萜类化合物的含量

（a 为法尼基焦磷酸，b 为鲨烯）

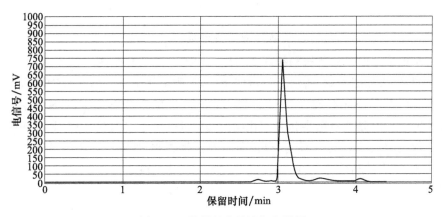

图 4.20　鲨烯标准品液相色谱图

4.3.5.4.2　HPLC-UV 检测鲨烯

对银耳芽孢工程菌株和银耳芽孢原种中的鲨烯含量进行 HPLC-UV 检测，如图 4.21 所示。

对以上 5 种菌株中的鲨烯含量进行分析，结果如图 4.19b 所示。与对照相比，银耳芽孢工程菌株中的鲨烯含量明显下降。鲨烯的含量随着在银耳芽孢体内引入外源基因的数量的增加而递减。鲨烯是由鲨烯合成酶催化底物 FPP 生成的，在银耳芽孢体内引入外源基因后，FPP 成了鲨烯合成酶和外源基因竞争的焦点，鲨烯含量的减少，表明外源基因有效利用了 FPP 作为底物，生成了紫杉醇的前体物质。

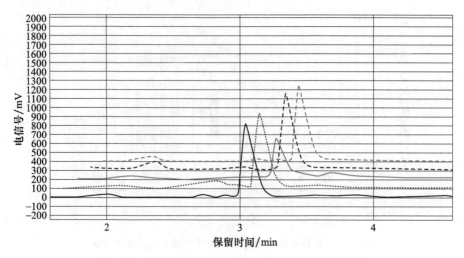

图 4.21　银耳芽孢原种和工程菌株中鲨烯液相色谱图

（实线为原种，虚线为工程菌株）

4.3.5.5　总二萜和总三萜的提取与分析

对银耳芽孢工程菌株和银耳芽孢原种中的总二萜化合物进行提取后，经分析检测，结果如图 4.22 所示。与对照相比，工程菌株中总二萜化合物的含量都有上升的趋势（图 4.22a），工程菌株中总三萜化合物的含量明显下降（图 4.22b）。FPP 是所有萜类化合物代谢过程中的一个重要的交叉点，是许多萜类化合物（三萜、二萜、倍半萜等）合成的重要前体物质，外源基因在银耳芽孢中的成功表达，有效利用了 FPP，导致了总三萜化合物的减少。

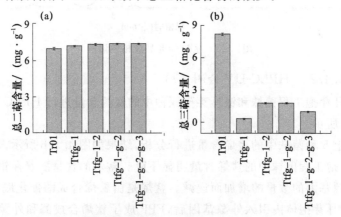

图 4.22　银耳芽孢原种和工程菌株中萜类化合物的含量

（a 为总二萜，b 为总三萜）

第 5 章　总　　结

5.1　讨论

5.1.1　醋酸锂转化法在银耳芽孢中高效转化的探讨

醋酸锂转化法早在 1983 年开始就被应用（Ito et al.，1983）。这种方法的原理是基于醋酸锂能够增加细胞膜通透性，促进外源质粒进入细胞。相比于电击法，PEG 介导的转化法操作简单、快速，经醋酸锂预处理后的细胞，可以低温保存，多次用来转化，省去了制作原生质体等一系列过程，操作过程不易被污染，而且转化后的芽孢存活率非常高。

本研究利用醋酸锂转化法转化不同的载体，无论是单基因或者多基因的遗传转化，其转化率都很高。其中，共转化 *ggpps* 和 *hph* 基因在银耳芽孢中，共转化率达到 95% 以上，转化多基因（两个基因或者三个基因）在银耳芽孢中，共转化率也都在 95% 以上。相较于采用醋酸锂转化法在假丝酵母中转化，采用醋酸锂转化法在银耳芽孢中转化的转化率明显高很多（Zhang et al.，2007）。转化率受多种因素的影响，其中细胞处于对数期是最重要的。收集处于对数生长期的细胞，进行细胞的预处理，是转化率高低的关键因素。此外，醋酸锂预处理细胞的浓度是一个影响因素。转化率的高低也与细胞的结构有直接的关系。银耳芽孢经过醋酸锂的预处理后，细胞浓度很容易就可以达到 1.0×10^7 个 $\cdot$ mL^{-1} 或者更高。所以，对于遗传转化银耳芽孢，醋酸锂转化法是一个非常好的选择。

5.1.2　多基因表达模式在银耳芽孢中的表达效率的探讨

多基因表达系统是研究大分子复合物结构和功能的有效工具，而随着对蛋白质复合体进一步研究，也促进了各种多基因表达体系的发展。有很多种策略构建重组载体实现多个基因在宿主内表达。本研究采用了主要的两种策略在银耳芽孢中表达 *ggpps* 和 *ts* 基因。一个启动子驱动两个基因（图 3.3）；一个基因由一个启动子驱动构成独立表达单元(表达盒),两个表达盒克隆到同一个载体中(图 3.4)。这两种策略都得到成功应用,在银耳芽孢中都能够表达出目标产物——紫杉二烯。

但是这两种策略的表达水平有一定的差异。在本研究中,一个启动子驱动两个基因的表达载体,得到的目标产物的量为 57.50 ng·g^{-1};一个基因由一个启动子驱动构成独立表达单元(表达盒),这种表达载体得到的目标产物含量为 62.37 ng·g^{-1},经茉莉酸甲酯诱导后,独立表达盒这种载体模式得到的目标产物的含量也同样高于一个启动子驱动两个基因的载体模式。研究发现,由独立启动子分别驱动的两个基因表达形成的复合物产量高于单个启动子控制的两个基因的表达。本研究的这个结论也与很多文献报道的结果相似(Hermsmeier et al.,2001;Kim et al.,2004)。这种情况出现的原因,可能是目标基因表达水平参差不齐,即本研究 ggpps 和 ts 基因的表达水平参差不齐。在经转化银耳芽孢后,鉴定拟转化子时,发现 ggpps 经 RCR 和 RT-PCR 反应后凝胶电泳看到的条带与 ts 相比更暗,信号强度更弱,即 ggpps 基因在表达水平上不如 ts 基因。如果由一个启动子同时驱动两个或者多个基因时,这种表达水平的差异很容易导致表达产物不能正常获得,或者是产物含量较低。

5.1.3 银耳芽孢组合表达紫杉醇及中间产物的探讨

5.1.3.1 银耳芽孢产 GGPP 的探讨

GGPP 是各种重要的化合物(二萜类化合物、类胡萝卜素和叶绿素等)合成途径的前体物质,同时也是香水和各种精油的重要组成成分,在化学合成各种药物和维生素方面也起着重要的作用(Laskaris et al.,1999)。随着代谢工程的快速发展,ggpps 在许多宿主中都有表达。有研究者将来源于鼠尾草和巴西橡胶中的 ggpps 在大肠杆菌中成功表达(Kai et al.,2010;Takaya et al.,2003),将来源于蔓地亚红豆杉的 ggpps 在酵母中表达(Liao et al.,2005)。但是,这些研究对目标产物 GGPP 的表达水平、表达量都没有进行深入研究。

本研究中,银耳芽孢作为外源表达宿主,能够成功表达 ggpps 基因,并能得到目标产物 GGPP,表达量为 0.26 μg·g^{-1}。和其他合成紫杉醇关键酶基因在大肠杆菌和酵母中表达的产量相比,GGPP 的产量比较低。究其原因可能有以下几个方面:首先,通过 GC 检测到合成 GGPP 的前体物质 FPP 在银耳芽孢中的含量比较低,为 1627.58 μg·g^{-1}。FPP 是合成各种萜类物质的交叉点,在合成二萜类的过程中,GGPP 利用到的 FPP 比较少,导致目标产物 GGPP 的含量比较低。其次,将 *ggpps* 单基因随机转化到银耳芽孢中,这种随机方法插入的位点不固定,插入外源基因的拷贝数量也无法得知,可能导致目标产物的含量较低。代谢工程的研究热点都集中在通过优化代谢途径来提高目标产物产量上,可以通过找到来源不同的基因来缩短代谢途径;或者通过优化上游代谢途径来提高目标基因的底物,从而达到提高目标产物产量的目的。在本研究中,可以考虑将来源于其他物种的 *ggpps* 遗传转化银耳芽孢,提高其与其他酶竞争底物的作用,从而达到目的;或者优化合成紫杉醇的上游代谢途径,如敲除一些支路代谢途径上的酶基因,从而达到提高目标产物产量的目的。

5.1.3.2　银耳芽孢产紫杉二烯的探讨

紫杉二烯合酶是合成紫杉醇途径的第一个关键酶。有许多研究紫杉醇合成途径的研究者对紫杉二烯合酶表现出了极大的兴趣,许多生物都被用来作为紫杉二烯表达的外源宿主,在表达产量上取得了质的飞跃。

在本研究中,通过两种策略来构建表达载体,从而提高目标产物紫杉二烯的含量。一个启动子同时驱动 *ggpps* 和 *ts* 基因的表达载体,得到的目标产物的量为 57.50 ng $\cdot$ g^{-1}。*ggpps* 和 *ts* 基因分别由独立的启动子驱动构成独立表达单元(表达盒),这种表达载体得到的目标产物含量为 62.37 ng $\cdot$ g^{-1}。无论是哪一种表达载体模式,得到的目标产物紫杉二烯的含量都比较低。究其原因有以下几个方面:首先,表达的多基因载体能够利用的含量非常低,如前文所讨论的一样,*ggpps* 基因利用 FPP 作为底物生成 GGPP,FPP 在银耳芽孢体内本身含量就较低,通过单基因的遗传转化后,检测到的 GGPP 含量也很低,那么 ts 催化 GGPP 生成紫杉二烯的产量也很低。其次,与在大肠杆菌、酵母、植物和哺乳动物中使用多基因表达系统的研究相比,在食用菌这种大型真菌中使用多基因表达系统的研究不是特别成熟,在表达效率和载体改造方面具有进一步发展的空间。也就是说,本研究构建的两种表达载体还可以进一步进行优化,本研究采用的启动子是来源于香菇小片段的启动子,可以考虑换成来源于银耳本身的内源启动子。使用内源启动子的好处在于,启动子与宿主细胞之间比较匹配,内源启动子有利于受体细胞调控因子的识别,减少甲基化,促进外源基因整合到染色体上;活性强的启动子能够提高外源基因在宿主中的转录速率,从而提高外源基因在宿主中的表达水平(任志红 等,2005)。另外,定位肽在构建载体的过程中也是需要考虑的一个原因,在每个基因序列中加入不同的信号肽序列,可将相应基因同时靶向不同的细胞器,实现同一细胞中不同的亚细胞定位,从而达到提高目标产物含量的目的。

5.1.3.3 银耳芽孢产紫杉二烯醇的探讨

紫杉二烯醇是合成紫杉醇过程中,经 5α-羟基化酶催化,加一个羟基后产生的中间产物,在整个代谢过程中起着重要的作用。对于研究 5α-羟基化酶的报道较少,外源表达该基因得到目标产物的研究进展比较缓慢。

在本研究中,通过构建多基因表达载体,同时携带 $ggpps,ts$ 和 $T5\alpha OH$ 3 个基因,以期获得目标产物紫杉二烯醇。经气相质谱联用检测得到的产物与目标产物的结构比较相似。由于得到的产物含量比较低,目标峰响应值很小,与周围峰的分离度不够好,因此无法判断该峰一定是目标产物。究其原因,可能有几个方面:首先,与上述讨论相似,5α-羟基化酶能够利用的底物含量非常少,经紫杉二烯合酶环化生成的紫杉二烯的含量比较低,在代谢过程中,被 5α-羟基化酶羟基化得到的产物含量就很低。其次,本研究中利用的多基因表达载体是独立的表达框,多个启动子表达载体是单载体内含几个独立转录单元,各自含启动子和开放读码框,但多个基因是独立转录的,基因在载体中的位置顺序会影响其表达水平(Semple-Rowland et al.,2010)。本研究中所利用的多基因表达载体,$T5\alpha OH$ 基因位于 $ggpps$ 和 ts 基因中间,在基因表达时间和空间上与 ts 基因可能不同步,两个酶之间的表达水平差异等问题,容易导致产物含量低。另外,合成紫杉醇的关键酶基因都比较长,尤其是 ts 基因,编码的氨基酸高达 700 多个。虽然多基因表达载体的应用已经很广泛,但是在大型真菌银耳中同时表达 3 个基因的应用还较少,本研究应用的 3 个基因的表达载体容量较大,转入银耳芽孢后,可能会引起基因不能高效表达的问题等,从而导致表达产物含量较低。在以后的研究工作中,期望通过构建更高效的多基因表达载体来提高目标产物的含量,如采用比较热门的 2A 肽的结构模式,构建多基因的表达系统,这种结构不仅可以实现蛋白的表达,而且还能实现蛋白的亚细胞定位,从而提高目标产物的含量。

5.1.4 焦磷酸水解效率的探讨

通过代谢工程来提高萜类化合物含量的研究已经有许多方面的报道(Farmer et al.,2000;Ohto et al.,2010;Pitera et al.,2007)。然而,由于这些类异戊二烯的前体物质都是无色的,它们在不同的极性和亲脂性溶液中有一个吸附趋势,导致这些庞大的代谢物如何进行检测和鉴定是一个比较棘手的问题(Beyer et al.,1985)。针对这些化合物(如(IPP,DMAPP,FPP,GGPP)的提取和检测都是基于放射性标记的方法(Song,2003)。本研究采用一种更快速的非放射标记的方法来检测这些萜类化合物,该方法由 Vallon 等(2008)提出。

这个方法是通过溶剂正己烷对这些萜类化合物进行提取,加入碱性去磷酸化酶后,使这些焦磷酸去掉磷酸,变成相应的醇,再经 GC-MS 检测。在本研究中萜类化合物的提取检测时发现,1 mmol 的标准品 GGOH 经 GC-MS 检测的响应值,远远高于 1 mmol 的标准品 GGPP 加去磷酸化酶水解为 GGOH 后的响应值。换言之,GGPP 经去磷酸化酶水解后,生成 GGOH 的含量非常少。那么,对工程菌株中的 GGPP 经磷酸化水解后的产物 GGOH 进行检测,得到的结果并不能真实反映银耳芽孢作为宿主细胞生成的 GGOH,该方法得到的数据要远远低于实际结果。因此,尝试在去磷酸化的过程中加大用酶量、延长反应时间,希望得到更多的水解产物,但是效果不显著。萜类化合物是一个很庞大的化合物体系,希望在今后的研究过程中,能够找到一种更快速、高效、方便的方法来检测这些化合物。

5.1.5 茉莉酸甲酯对萜类化合物的影响

萜类化合物是所有异戊二烯聚合物及其衍生物的总称。萜类化合物中的烃类常单独称为萜烯。萜类化合物除以萜烯的形式存在外,还以各种含氧衍生物的形式存在,包括醇、醛、羧酸、酮、酯类以及苷等。萜类化合物在自然界中分布广泛,种类繁多,是天然物质中最多的一类。萜类化合物在生态系统中发挥的作用越来越突出,遂引起人们的极大关注。紫杉醇就是其中非常有名的二萜类化合物。萜类化合物都是次生代谢产物,次生代谢产物积累是一个重要的感应应急过程,取决于茉莉酸甲酯对多个基因的调节反应(Pauwels et al.,2009)。因此,生物诱导子茉莉酸甲酯甲基是植物信号传导过程中不可分割的组成部分。外源的茉莉酸甲酯可以高效诱发次生代谢物积累在各种植物中(Estevez et al.,2001)。同样,有很多文献报道,外源茉莉酸甲酯能够有效提高萜类化合物,例如紫杉醇及其中间代谢产物的含量(Kai et al.,2010;Naill et al.,2005;Nims et al.,2006;Yukimune et al.,1996)。

因此,基于以上原理,尝试在大型真菌发酵液中采用茉莉酸甲酯进行诱导,以期获得含量较高的目标产物。本研究中,不同的培养天数,在培养基中加入不同浓度的茉莉酸甲酯,对提取的产物进行检测。实验过程中发现,培养的前 2 d,加入不同浓度的茉莉酸甲酯后,工程菌株生长缓慢,第 3 天之后开始正常生长。培养的第 4 天,茉莉酸甲酯的浓度为 200 μmol·L^{-1}时,GGOH 和紫杉二烯的含量达到最大值。对其生长曲线的观察发现,培养的第 4 天工程菌株处于稳定期。当细胞处于稳定期的时候,初级代谢基本完成,开始生产有用的次级代谢产物(Hall et al.,1988)。这个结果与之前的文献报道相似,当细胞处于稳定期的时候,茉莉酸甲酯诱导的紫杉醇的积累达到最大值(Cusido et al.,2002;Exposito et al.,2009;Srinivasan et al.,1996)。这个结果说明,在大型真菌中,外源茉莉酸甲酯是一个非常高效的生物诱导剂。同时,本研究发现,过高浓度或者过低浓度的茉莉酸甲酯不仅不能促进 GGOH 和紫杉二烯的积累,还会有抑制作用。究其原因推测,过高或者过低浓度的茉莉酸甲酯会对 *ggpps* 和 *ts* 基因的表达有一定的影响。有文献报道,茉莉酸甲酯能有效提高丹参中鲨烯的含量,但是在本研究的结果中发现,加入不同浓度的茉莉酸甲酯后都没有检测到鲨烯。可能的原因有两点:首先,在大型真菌中,由于代谢途径与植物有明显差别,外源的茉莉酸甲酯抑制了 *SQS* 基因,使之不能正常表达,导致鲨烯含量急剧减少;其次,茉莉酸甲酯可能促进了鲨烯环氧酶的表达,导致鲨烯被作为底物,生成了另外的化合物。

5.1.6　外源基因对银耳芽孢中萜类代谢物的影响

在本研究中,银耳芽孢体内分别引入了 1 个、2 个和 3 个有关合成紫杉醇途径中的关键酶基因。各种新陈代谢互相联系,构成一个复杂的生物系统,并有越来越多的证据表明,外源基因的表达有可能导致其他代谢的变化(Chen et al.,2011;Manetti et al.,2006;Trienens et al.,2012)。因此,这些基因对于萜类代谢途径上的代谢物是否有影响,是值得探讨的一个问题。

ggpps 作为二萜类代谢途径及紫杉醇合成途径的关键酶基因,它的表达水平不可避免地会对其上下游基因表达产物合成产生影响。对 *ggpps* 转基因银耳芽孢工程菌株萜类代谢物的合成分析表明,与原种对照相比,萜类代谢的合成前体物质 IPP 和 DMAPP 的含量有不同程度的减少,萜类代谢的重要交叉点 FPP 的含量也明显降低,鲨烯的含量也呈现出下降的趋势,总三萜的含量也明显下降,而总二萜的含量明显增加。推测 *ggpps* 基因在银耳芽孢体内的表达,打乱了银耳芽孢本身萜类化合物的代谢。IPP 和 DMAPP 作为前期底物被大量利用;FPP 在用于倍半萜、二萜和四萜的合成后,还用于一些固醇类(麦角甾醇)的合成,FPP 含量减少、总二萜含量增加,说明其作为底物被 *ggpps* 利用,合成了二萜类化合物。鲨烯作为合成麦角甾醇的第一个前体物质,含量显著下降,说明 *ggpps* 表达后,和鲨烯合成酶竞争了同一底物 FPP,导致鲨烯的含量减少,使合成代谢朝着有利于二萜类合成的方向移动。因此,外源基因 *ggpps* 的

表达,影响了银耳芽孢中萜类代谢物的变化,导致银耳芽孢中总二萜类含量增加。

在银耳芽孢体内同时引入 *ggpps* 和 *ts* 基因,对转基因银耳芽孢工程菌株萜类代谢物的合成分析表明,与原种对照相比,萜类代谢的合成前体物质 IPP 和 DMAPP 的含量有大幅减少,萜类代谢的重要交叉点 FPP 的含量也明显降低,鲨烯的含量也呈现下降的趋势,总三萜的含量也明显下降,而总二萜的含量明显增加。这个变化趋势与引入 *ggpps* 基因相似,更加说明了外源基因 *ggpps* 和 *ts* 的表达,使合成代谢朝着有利于二萜类合成的方向移动,影响了银耳芽孢中萜类代谢物的变化,导致银耳芽孢中总二萜类含量增加。

在银耳芽孢体内同时引入 *ggpps*,*ts* 和 *T5αOH* 基因,对转基因银耳芽孢工程菌株萜类代谢物的合成分析表明,与原种对照相比,萜类代谢的合成前体物质 IPP 和 DMAPP 的含量有大幅减少,萜类代谢的重要交叉点 FPP 的含量也明显降低,鲨烯的含量也呈现明显的下降的趋势,总三萜的含量也明显下降,而总二萜的含量明显增加。这与前面的实验结果相似,说明在银耳芽孢体内引入合成紫杉醇途径中的关键酶基因,大部分萜类代谢物的含量都会下降,代谢途径朝着有利于二萜类合成的方向移动。

在今后研究外源基因对萜类代谢途径影响的过程中,还可以对其上下游的基因表达水平及其他萜类代谢物(如倍半萜、四萜类化合物及其衍生物)进行更深入研究,以此更全面地考察外源基因对整个萜类代谢途径的影响。

5.1.7 外源基因对银耳芽孢中氨基酸代谢的影响

本研究结果表明,工程菌株中的常见氨基酸与非转基因的银耳芽孢是实质等同的。但是,在不同的工程菌株之间,氨基酸的含量不同,且变化明显。因此,对这些氨基酸的变化是否是在银耳芽孢体内引入外源基因所引起的进行了探讨。

紫杉醇是典型的二萜类化合物,ggpps 是合成途径的第一个关键酶,催化生成 GGPP,ts 利用 GGPP 环化生成紫杉二烯,T5αOH 把紫杉二烯氧化成相应的醇。这是合成紫杉醇过程中早期的 3 个必要步骤。在与原种对照比较之后发现,工程菌株中有 11 种氨基酸的含量明显下降,这些氨基酸是丙氨酸、苏氨酸、甘氨酸、丝氨酸、胱氨酸、苯丙氨酸、酪氨酸、亮氨酸、赖氨酸、缬氨酸和异亮氨酸。经分析发现,这些氨基酸都参与乙酰辅酶 A 的代谢途径,以不同的方式转化成乙酰辅酶 A。乙酰辅酶 A 是各种代谢途径中的一个重要的分子起始模块

(Vishwakarma et al.，2013)。例如，参与原核生物中 PHB（聚 β-羟基丁酸脂）的合成(Slater et al.，1988)、真核生物中的 MVA 途径(Bach et al.，1999)。MVA 途径是合成萜类途径中的一种。由 2 个碳的化合物乙酰辅酶 A 开始，经乙酰辅酶转移酶缩合成 4 个碳的乙酰辅酶 A，进入 MVA 途径(Vishwakarma et al.，2013)。当在银耳芽孢体内引入 1 个外源基因 $ggpps$ 时，参与乙酰辅酶 A 代谢途径的氨基酸的含量为 29.00 $g \cdot kg^{-1}$；当引入 2 个基因 $ggpps$ 和 ts（融合模式）时，参与乙酰辅酶 A 代谢途径的氨基酸的含量为 26.39 $g \cdot kg^{-1}$；当引入 2 个独立的表达框时，氨基酸的含量降低为 23.99 $g \cdot kg^{-1}$。与对照(30.11 $g \cdot kg^{-1}$)相比，工程菌株氨基酸含量明显下降。因此，推测合成紫杉醇关键酶基因在银耳芽孢体内的成功表达，影响了乙酰辅酶 A 的代谢途径，使乙酰辅酶 A 向着合成二萜类的方向移动，从而导致这些参与乙酰辅酶 A 代谢的氨基酸含量降低。值得注意的是，在银耳芽孢体内引入 3 个外源基因时，同时参与乙酰辅酶 A 代谢途径的这些氨基酸的含量为 41.28 $g \cdot kg^{-1}$，究其原因可能与第 3 个基因($T5\alpha OH$ 基因)有关，在以后的工作中需要进一步研究和探讨。

5.1.8　银耳芽孢作为宿主细胞优越性的探讨

在本研究中，试图探索一个快速增长，并且有完整的自我加工体系的宿主细胞，并通过基因操纵来提高紫杉醇前体物质的生产。选用银耳芽孢作为外源表达系统，在研究过程中发现银耳芽孢有非常大的优势，主要包括以下四点。

第一：银耳芽孢繁殖快。固体接种或者液体接种，在培养的第 2 天均会看到芽孢的生长。银耳芽孢的生长条件简单，只需要 PDA 培养基即可，在培养过程中非常节约人力、物力。

第二：遗传转化银耳芽孢过程简单快速。本研究经醋酸锂转化法转化银耳芽孢，省时快速。省去了制备原生质体等过程，只需经醋酸锂处理细胞就可进行遗传转化。经醋酸锂预处理的细胞可以冷冻保存，随用随取，大大简化了一般宿主细胞转化过程中遇到的各种问题，例如，原生质体制备浓度太低、酶解不彻底、转化后容易染菌、筛选标记难以选择等问题。

第三：遗传转化效率高。在本研究中，无论是单基因还是多基因的载体，转化银耳芽孢后，共转化率都能达到 95% 以上，和其他宿主相比，转化率要高很多。

第四：遗传转化后的基因稳定性高。在本研究中，将不同类型的工程菌株传代培养了 22 代后，经 PCR 鉴定，包括筛选标记潮霉素基因在内的所有目标基因条带清晰,经 GC 和 HPLC 检测,都能检测到目标产物。

本课题组之前经 PEG 和电击法遗传转化的银耳芽孢,转化效率和稳定性也非常高(Guo et al. ,2009;Guo et al. ,2008)。经醋酸锂转化法遗传转化多功能纤维素酶于银耳芽孢中,纯化的多功能纤维素酶蛋白与天然的多功能纤维素酶蛋白大小一致,说明在银耳芽孢中表达的外源基因多功能纤维素酶不像在原核细胞中一样以包涵体的形式存在,也没有被过度的糖基化。

大肠杆菌表达系统是常用的外源基因表达系统,人们已利用该系统表达了多种蛋白。大肠杆菌基因结构简单,易于进行基因操作,而且它生长迅速,生长周期短,营养需求简单。但是,该系统还存在很多缺陷:原核表达系统,缺少真核生物的翻译后加工过程,产生的外源基因产物往往无活性;表达的蛋白多以包含体形式存在,过程复杂;产生的杂蛋白较多,不易纯化,所以产物中有可能会含有原核细胞中的有毒蛋白或有抗原性的蛋白。酵母表达系统虽然可以对产物进行翻译后加工,但酵母是低等的真核生物,重组蛋白常发生超糖基化,每个 N-糖基链上含 10 个以上的甘露糖,是其他生物的十几倍;有些酵母不易进行高密度发酵,表达产物产量低,质粒易丢失,传代不稳定;分泌效率低,>30 kDa 的蛋白几乎不分泌(宋丽雅 等,2003)。植物表达系统、昆虫细胞表达系统和哺乳动物细胞表达系统都是真核细胞表达系统,它们可以进行多种蛋白的转录后加工,很适合用于真核基因的表达。但是它们存在遗传背景复杂、操作困难、易污染、生产成本高、生成缓慢等问题,所以并不利于实际应用。

银耳芽孢既具有原核细胞快速繁殖的优点,又有完善的自我加工体制,银耳本身又是可食用的食药真菌,与其他系统相比,其表达系统更加安全。加上银耳可以大规模深层发酵,是一个非常好的外源表达系统(Cho et al. ,2006),银耳芽孢系统有望在以后成为工业生产过程中的优势表达系统。

5.2 结论

(1)克隆了合成紫杉醇途径中的 6 个关键酶基因,分别是紫杉烷 5α-羟基化酶、紫杉烯醇 5α-乙酰氧化基转移酶、紫杉烷 10β-羟基化酶、紫杉烷 7β-羟基化酶、紫杉烷 2α-苯甲基酰基转移酶和 C13-苯基丙酸-侧链-CoA 转移酶。

(2)获得了 5 株在 mRNA 水平上转录表达 *ggpps* 基因的银耳芽孢工程菌株。

(3)经 GC-FID 检测,在含有目标基因 *ggpps* 的工程菌株中可以获得目的产物 GGPP。

(4)根据 HPLC 对 FPP 合成三萜途径上的第一个代谢物鲨烯的含量分析检测,发现原有三萜代谢途径中的鲨烯含量明显下降,结果表明外源基因 $ggpps$ 在银耳芽孢体内的成功表达会重排 FPP 的代谢流。

(5)确定了茉莉酸甲酯对银耳芽孢工程菌株产 GGPP 诱导的最佳浓度和最佳作用时间。在培养的第 4 天,茉莉酸甲酯的浓度为 200 μmol·L^{-1}时,GGPP 的含量是未诱导之前的 76.54 倍。

(6)获得了 5 株在 mRNA 水平上同时转录表达 $ggpps$ 和 ts 基因的转化子。

(7)经 GC-MS 检测,2 种多基因表达模式(pgGT 和 pgGgT)都可以正常表达,在细胞和发酵液中可以检测到目标产物紫杉二烯。

(8)确定了不同茉莉酸甲酯对银耳芽孢工程菌株产紫杉二烯诱导的最佳浓度和最佳作用时间。在培养的第 4 天,茉莉酸甲酯的浓度为 200 μmol·L^{-1}时,2 种工程菌株细胞内紫杉二烯的含量分别提高了 7.4 倍和 7.6 倍;发酵液中紫杉二烯的含量分别提高了 8.1 倍和 8.5 倍。

(9)利用多基因表达模式在银耳芽孢中表达紫杉二烯,采用独立的表达框的表达效率高于基因融合模式的表达效率。

(10)获得了 5 株在 mRNA 水平上同时转录表达 $ggpps$,ts 和 $T5\alpha OH$ 基因的转化子。

(11)经 GC-MS 检测,在含有表达载体 pgGTT5αOH 的阳性转化子的细胞内检测到了类似于目标产物紫杉二烯醇的存在。

(12)研究发现,4 种转基因银耳芽孢除了碳水化合物之外的其他近似组成成分和非转基因的银耳芽孢是实质等同的。

(13)研究发现,4 种转基因银耳芽孢的微量元素含量(Ca 和 Zn)和非转基因的银耳芽孢是实质等同的;4 种转基因银耳芽孢中 Mg 的含量高于非转基因银耳芽孢,Fe 和 K 的含量与非转基因银耳芽孢有差异。

(14)研究发现,4 种转基因银耳芽孢的糖类含量(多糖和可溶性糖)和非转基因的银耳芽孢是实质等同的;4 种转基因银耳芽孢还原糖的含量和非转基因的银耳芽孢中还原糖的含量有差异。

(15)研究发现,4 种转基因银耳芽孢的大部分氨基酸含量(天冬氨酸、苏氨酸、丝氨酸、谷氨酸、甘氨酸、丙氨酸、缬氨酸、胱氨酸、蛋氨酸、异亮氨酸、亮氨酸、酪氨酸、苯丙氨酸、赖氨酸、组氨酸、精氨酸)和非转基因的银耳芽孢是实质等同的。

(16)经 GC-FID,HPLC 和 GC-MS 分析检测发现,在 4 种转基因银耳芽孢中萜类代谢物 IPP,DMAPP,FPP 以及鲨烯和总三萜的含量下降,总二萜的含量上升,这些变化是合成紫杉醇过程中的关键酶基因在银耳芽孢体内成功表达引起的。这些外源基因的成功表达,使得整个萜类代谢途径向着合成紫杉醇的方向移动。

5.3 本研究创新之处

(1)首次将紫杉醇合成途径中的关键酶基因 $ggpps$ 遗传转化银耳芽孢,获得了含有目标产物 GGPP 的工程菌株。

(2)首次将紫杉醇合成途径中的关键酶基因 $ggpps$ 和 ts 组合表达遗传转化银耳芽孢,获得了含有目标产物紫杉二烯的工程菌株。

(3)首次将紫杉醇合成途径中的关键酶基因 $ggpps$,ts 和 $T5\alpha OH$ 组合表达遗传转化银耳芽孢,获得了含有类似目标产物紫杉二烯醇结构的化合物的工程菌株。

(4)首次对含有合成紫杉醇途径中的关键酶基因的转基因银耳芽孢工程菌株中的组成成分进行了深入研究,研究发现转基因银耳芽孢工程菌株中近似组成成分、糖类组成、微量元素组成、大部分氨基酸组成和非转基因银耳芽孢是实质等同的。

(5)首次探讨了不同的合成紫杉醇过程中的关键酶基因对银耳芽孢体内萜类代谢途径上的代谢物质的影响,结果表明,外源基因的成功表达重排了银耳芽孢体内萜类代谢途径,使得整个合成萜类化合物的代谢途径向着二萜类化合物的代谢合成方向移动。

5.4 进一步研究内容

(1)通过优化培养条件和提取检测条件,获得高产量的紫杉醇中间物。

(2)寻找更合适的合成紫杉醇途径中的关键酶基因在银耳芽孢体内遗传转化,从而获得高产量的前体物质。

(3)通过基因工程的手段,研究银耳芽孢本身的代谢途径,减少支路代谢途径,以期获得高产量的紫杉醇前体物质。

(4)尝试在银耳芽孢体内构建紫杉醇合成途径的上游代谢途径模块,获得合成紫杉醇途径中的大量底物。

(5)从分子层面上进一步探讨茉莉酸甲酯对萜类代谢物的影响。

参考文献

陈伟,季明华,唐金海,2015.乳腺癌紫杉醇耐药的机制[J].中华乳腺病杂志,9
　　(4):275-279.

成亚利,朱宝成,李亮亮,等,1997.金针菇原生质体外源 DNA 转化[J].农业生
　　物技术学报,4:100-104.

楚素霞,姚伦广,邢延豪,等,2011.多基因表达系统研究进展[J].中国生物工程
　　杂志,31(6):116-123.

高燕红,鲁琳,刘应亮,2010.6 种食用菌蛋白质与氨基酸的含量分析及评价[J].
　　现代预防医学,37(10):1843-1849.

郭丽琼,刘二鲜,王杰,等,2008a.高效银耳芽孢遗传转化体系的建立[J].中国
　　农业科学,41(11):3728-3734.

郭丽琼,柳永,赵姝娴,等,2008b.银耳芽孢完整细胞高效转化体系的建立[J].
　　中国科学(C 辑:生命科学),10:974-981.

郭益童,2010.转人胰岛素基因银耳的表达分析[D].福州:福建农林大学.

胡瑞瑶,胡晃,1990.提高香菇和银耳蛋白质氨基酸含量的研究[J].福建林学院
　　学报,10(4):363-367.

黄珊珊,高英,李卫民,等,2008.分光光度法测定紫菀中总三萜类成分的含量
　　[J].时珍国医国药,19(6):1406-1407.

贾建航,刘振岳,泰丽芳,等,1997.香菇 DNA 导入平菇原生质体及转化子鉴定
　　研究[J].食用菌学报,4:5-10.

李刚,王强,刘秋云,2004.利用 PEG 法建立药用真菌灵芝的转化系统[J].菌物
　　学报,23(2):225-261.

任志红,徐平,王富强,等,2005.产黄青霉工业生产菌种基因报告系统的构建及
　　启动子效率的评价[J].菌物学报,24:376-384.

沈思,李孚杰,梅光明,等,2009.茯苓皮三萜类物质含量的测定及其抑菌活性的
　　研究[J].食品科学,30(1):95-98.

宋丽雅,于群,卜凤荣,2003. 几种主要的酵母表达系统研究进展[J]. 中国输血杂志,16(3):209-211.

王春晖,喻初权,张志光,1999. 外源DNA片段导入草菇原生质体的研究[J]. 食用菌学报,6(4):1-6.

王伟,孔建强,孟超,等,2005a. 大肠杆菌组合生物合成紫杉烯的研究[J]. 中国药学杂志,40(18):1428-1431.

王伟,孟超,朱平,等,2005b. 代谢工程酵母菌合成紫杉烯的研究[J]. 中国生物工程杂志,25(8):103-108.

王伟,杨燕,郑晓东,等,2013. 紫杉醇药物中间体的合成生物学研究进展[J]. 药学学报,48(2):187-192.

谢宝贵,饶永斌,郑金贵,2005. 银耳的超声波介导转化[J]. 农业生物技术学报,13(1):42-45.

谢宝贵,卢启泉,饶永斌,等,2007. 人胰岛素基因的人工合成及转化银耳的研究[J]. 食用菌学报,14(2):1-8.

徐碧如,1980. 银耳生活史的研究[J]. 微生物学通报(6):241-242.

燕克勤,朱宝成,赵会良,等,1996. 电击法介导的紫孢侧耳原生质体转化[J]. 生物工程学报,1:40-44.

赵姝娴,林俊芳,王杰,2007. 安全选择标记的转基因食用菌研究进展[J]. 食用菌学报,14(1):55-61.

周金树,1994. 平菇原生质体电击导入荧光标记物质研究初报[J]. 食用菌学报(1):50-52.

AJIKUMAR P K,TYO K E,CARLSEN S,et al,2008. Opportunities for biosynthesis of natural product drugs using engineered microorganisms[J]. Mol Pharmaceut,5(2):167-190.

AJIKUMAR P K,XIAO W H,TYO K E,et al,2010. Isoprenoid pathway optimization for Taxol precursor overproduction in *Escherichia coli*[J]. Science,330(6000):70-74.

ANTEROLA A,SHANLE E,PERROUD P F,et al,2009. Production of taxa-4(5),11(12)-diene by transgenic *Physcomitrella patens*[J]. Transgenic Res,18(4):655-660.

BACH T J,BORONAT A,CAMPOS N,et al,1999. Mevalonate biosynthesis in plants[J]. Critical Reviews in Biochemistry and Molecular Biology,34(2):107-122.

BESUMBES O, SAURET-GUETO S, PHILLIPS M A, et al, 2004. Metabolic engineering of isoprenoid biosynthesis in *Arabidopsis* for the production of taxadiene, the first committed precursor of Taxol[J]. Biotechnol Bioeng, 88(2):168-175.

BEYER P, KREUZ K, KLEINIG H, 1985. Separation of mevalonate phosphates and isopentenyl pyrophosphate by thin-layer chromatography and of short-chain prenyl phosphates by ion-pair chromatography on a high-performance liquid chromatography column[J]. Methods in Enzymology, 111:248-252.

BINNINGER D M, SKRZYNIA C, PUKKILA P J, et al, 1987. DNA-mediated transformation of the basidiomycete Coprinus cinereus[J]. The EMBO Journal, 6(4):835-840.

BORSHEIM E, BUI Q U, TISSIER S, et al, 2008. Effect of amino acid supplementation on muscle mass, strength and physical function in elderly[J]. Clinical Nutrition, 27(2):189-195.

BOUVIER F, RAHIER A, CAMARA B, 2005. Biogenesis, molecular regulation and function of plant isoprenoids[J]. Progress in Lipid Research, 44 (6):357-429.

BROWN D H, SLOBODKIN I V, KUMAMOTO C A, 1996. Stable transformation and regulated expression of an inducible reporter construct in Candida *albicans* using restriction enzyme-mediated integration[J]. Molecular and General Genetics, 251(1):75-80.

BUYSSE J, MERCKX R, 1993. An improved colorimetric method to quantify sugar content of plant tissue[J]. Journal of Experimental Botany, 44(10): 1627-1629.

CHA M, SHIM S H, KIM S H, et al, 2012. Production of taxadiene from cultured ginseng roots transformed with taxadiene synthase gene[J]. BMB Reports, 45(10):589-594.

CHANG M C, KEASLING J D, 2006. Production of isoprenoid pharmaceuticals by engineered microbes[J]. Nature Chemical Biology, 2(12):674-681.

CHEN B, 2010. Optimization of extraction of *Tremella fuciformis* polysaccharides and its antioxidant and antitumour activities in vitro[J]. Carbohydrate Polymers, 81(2):420-424.

CHEN F,ZHANG J,SONG X,et al,2011. Combined metabonomic and quanti-tative real-time PCR analyses reveal systems metabolic changes of fusari-um graminearum Induced by Tri5 Gene Deletion[J]. Journal of Proteome Research,10(5):2273-2285.

CHEN X,STONE M,SCHLAGNHAUFER C,et al,2000. A fruiting body tis-sue method for efficient Agrobacterium-mediated transformation of *Agar-icus bisporus*[J]. Applied and Environmental Microbiology, 66 (10): 4510-4513.

CHENG S,YANG P,GUO L,et al,2009. Expression of multi-functional cellu-lase gene mfc in *Coprinus cinereus* under control of different basidiomy-cete promoters[J]. Bioresource Technology,100(19):4475-4480.

CHEUNG P C,2010. The nutritional and health benefits of mushrooms[J]. Nutrition Bulletin,35(4):292-299.

CHILTON M D,DRUMMOND M H,MERLO D J,et al,1977. Stable incorpo-ration of plasmid DNA into higher plant cells: The molecular basis of crown gall tumorigenesis[J]. Cell,11(2):263-271.

CHO E J,OH J Y,CHANG H Y,et al,2006. Production of exopolysaccharides by submerged mycelial culture of a mushroom *Tremella fuciformis*[J]. Journal of Biotechnology,127(1):129-140.

CHOW P S,LANDHAUSSER S M,2004. A method for routine measurements of total sugar and starch content in woody plant tissues[J]. Tree Physiol-ogy,24(10):1129-1136.

COCKBURN A,2002. Assuring the safety of genetically modified(GM)foods: The importance of an holistic,integrative approach[J]. Journal of Biotech-nology,98(1):79-106.

CROTEAU R,KETCHUM R B,LONG R,et al,2006. Taxol biosynthesis and molecular genetics[J]. Phytochemistry Reviews,5(1):75-97.

CUSIDO R M,PALAZON J,BONFILL M,et al,2002. Improved paclitaxel and baccatin Ⅲ production in suspension cultures of *Taxus media*[J]. Bio-technology Progress,18(3):418-423.

DEBAETS S, VANDAMME E J, 2001. Extracellular *Tremella* polysaccha-rides:Structure,properties and applications[J]. Biotechnology Letters,23 (17):1361-1366.

DEJONG J M,LIU Y,BOLLON A P,et al,2006. Genetic engineering of taxol biosynthetic genes in *Saccharomyces cerevisiae*[J]. Biotechnology and Bioengineering,93(2):212-224.

ENGELS B,DAHM P,JENNEWEIN S,2008. Metabolic engineering of taxadiene biosynthesis in yeast as a first step towards Taxol(Paclitaxel)production[J]. Metabolic Engineering,10(3-4):201-206.

ESTEVEZ J M,CANTERO A,REINDL A,et al,2001. 1-Deoxy-D-xylulose-5-phosphate synthase,a limiting enzyme for plastidic isoprenoid biosynthesis in plants[J]. Journal of Biological Chemistry,276(25):22901-22909.

EXPOSITO O,BONFILL M,ONRUBIA M,et al,2009. Effect of taxol feeding on taxol and related taxane production in *Taxus baccata* suspension cultures[J]. New Biotechnology,25(4):252-259.

FARMER W R,LIAO J C,2000. Improving lycopene production in *Escherichia coli* by engineering metabolic control[J]. Nature Biotechnology,18(5):533-537.

FUKAGAWA N K,2013. Protein and amino acid supplementation in older humans[J]. Amino Acids,44(6):1493-1509.

GAO Q,KILLIE M K,CHEN H,et al,1997. Characterization and cytokine-stimulating activities of acidic heteroglycans from *Tremella fuciformis*[J]. Planta Medica,63(5):457-460.

GAO Q,BERNTZEN G,JIANG R,et al,1998. Conjugates of *Tremella* polysaccharides with microbeads and their TNF-stimulating activity[J]. Planta Medica,64(6):551-554.

GARFINKEL D J,SIMPSON R B,REAM L W,et al,1981. Genetic analysis of crown gall:Fine structure map of the T-DNA by site-directed mutagenesis[J]. Cell,27(1):143-153.

GIETZ R D,WOODS R A,2002. Transformation of yeast by lithium acetate/single-stranded carrier DNA/polyethylene glycol method[J]. Guide to Yeast Genetics and Molecular and Cell Biology,Pt B,350:87-96.

GRANADO J D,KERTESZ-CHALOUPKOVÁ K,AEBI M,et al,1997. Restriction enzyme-mediated DNA integration in *Coprinus cinereus*[J]. Molecular and General Genetics,256(1):28-36.

GUERRA-BUBB J,CROTEAU R,WILLIAMS R M,2012. The early stages of taxol biosynthesis: An interim report on the synthesis and identification of early pathway metabolites[J]. Natural Product Reports, 29(6): 683-696.

GUO F C, KWAKKEL R P, WILLIAMS B A, et al, 2004a. Effects of mushroom and herb polysaccharides, as alternatives for an antibiotic, on growth performance of broilers[J]. British Poultry Science, 45(5): 684-694.

GUO F C, KWAKKEL R P, WILLIAMS B A, et al, 2004b. Effects of mushroom and herb polysaccharides on cellular and humoral immune responses of Eimeria tenella-infected chickens[J]. Poultry Science, 83 (7): 1124-1132.

GUO L Q, LIN J Y, LIN J F, 2007. Non-volatile components of several novel species of edible fungi in China[J]. Food Chemistry, 100(2): 643-649.

GUO L Q, LIU Y, ZHAO S X, et al, 2008. High efficiency transformation of intact yeast-like conidia of *Tremella fuciformis* by electroporation[J]. Science China Life Sciences, 51(10): 974-981.

GUO L Q, LIU E X, WANG J, 2009. Development of highly efficient transformation system of yeast-like conidia of *Tremella fuciformis*[J]. Agricultural Sciences in China(3): 268-275.

HALL R D, HOLDEN M A, YEOMAN M M, 1988. Immobilization of Higher Plant Cells[M]. Berlin: Springer: 136-156.

HEFNER J, KETCHUM R E, CROTEAU R, 1998. Cloning and functional expression of a cDNA encoding geranylgeranyl diphosphate synthase from *Taxus canadensis* and assessment of the role of this prenyltransferase in cells induced for taxol production[J]. Archives of Biochemistry and Biophysics, 360(1): 62-74.

HEMMERLIN A, 2013. Post-translational events and modifications regulating plant enzymes involved in isoprenoid precursor biosynthesis[J]. Plant Science, 203: 41-54.

HERMSMEIER D, SCHITTKO U, BALDWIN I T, 2001. Molecular interactions between the specialist herbivore Manduca sexta(Lepidoptera, Sphingidae) and its natural host Nicotiana attenuata[J]. Plant Physiology, 125(2): 683-700.

HEZARI M, LEWIS N G, CROTEAU R, 1995. Purification and characterization of Taxa-4(5),11(12)-diene synthase from *Pacific Yew(Taxus brev-*

ifolia)that catalyzes the first committed step of Taxol biosynthesis[J]. Archives of Biochemistry and Biophysics,322(2):437-444.

HUANG Q,ROESSNER C A,CROTEAU R,et al,2001. Engineering *Escherichia coli* for the synthesis of taxadiene,a key intermediate in the biosynthesis of taxol[J]. Bioorganic Medicinal Chemistry,9(9):2237-2242.

ITO H,FUKUDA Y,MURATA K,et al,1983. Transformation of intact yeast cells treated with alkali cations [J]. Journal of Bacteriology, 153 (1): 163-168.

JENSEN K,MØLLER B L,2010. Plant NADPH-cytochrome P450 oxidoreductases[J]. Phytochemistry,71(2-3):132-141.

KAI G,LIAO P,ZHANG T,et al,2010. Characterization,expression profiling, and functional identification of a gene encoding geranylgeranyl diphosphate synthase from *Salvia miltiorrhiza* [J]. Biotechnology and Bioprocess Engineering,15(2):236-245.

KALIAPPAN K P,RAVIKUMAR V,PUJARI S A,2008. Synthetic studies on taxanes:A domino-enyne metathesis/Diels-Alder approach to the AB-ring[J]. Journal of Chemical Sciences,120(1),205-216.

KIM B G,MAGAE Y,YOO Y B,et al,1999. Isolation and transformation of uracil auxotrophs of the edible basidiomycete *Pleurotus ostreatus*[J]. FEMS Microbiology Letters,181(2):225-228.

KIM H W, KATAOKA M, ISHIKAWA K, 2012. Atomic resolution of the crystal structure of the hyperthermophilic family 12 endocellulase and stabilizing role of the DxDxDG calcium-binding motif in *Pyrococcus furiosus* [J]. FEBS Letter,586(7):1009-1113.

KIM K J,KIM H E,LEE K H,et al,2004. Two-promoter vector is highly efficient for overproduction of protein complexes[J]. Protein Science,13(6): 1698-1703.

KIRBY J,KEASLING J D,2009. Biosynthesis of plant isoprenoids:Perspectives for microbial engineering[J]. Annual Review of Plant Biology,60 (1):335-355.

KOEPP A E,HEZARI M,ZAJICEK J,et al,1995. Cyclization of geranylgeranyl diphosphate to Taxa-4(5),11(12)-diene is the committed step of Taxol biosynthesis in *Pacific Yew* [J]. Journal of Biological Chemistry,270

(15):8686-8690.

KOVACS K,ZHANG L,LINFORTH R S,2007,et al. Redirection of carotenoid metabolism for the efficient production of taxadiene [taxa-4(5),11 (12)-diene]in transgenic tomato fruit[J]. Transgenic Research,16(1): 121-126.

KUZUYAMA T,SETO H,2003. Diversity of the biosynthesis of the isoprene units[J]. Natural Product Reports,20(2):171-183.

LASKARIS G,BOUNKHAY M,THEODORIDIS G,et al,1999. Induction of geranylgeranyl diphosphate synthase activity and taxane accumulation in *Taxus baccata* cell cultures after elicitation by methyl jasmonate[J]. Plant Science,147(1):1-8.

LEON C,RODRIGUEZ-MEIZOSO I,LUCIO M,et al,2009. Metabolomics of transgenic maize combining fourier transform-ion cyclotron resonance-mass spectrometry,capillary electrophoresis-mass spectrometry and pressurized liquid extraction[J]. Journal of Chromatography A,1216(43): 7314-7323.

LEONARD E,AJIKUMAR P K,THAYER K,et al,2010. Combining metabolic and protein engineering of a terpenoid biosynthetic pathway for overproduction and selectivity control[J]. Proceedings of the National Academy of Sciences,107(31):13654-13659.

LEVIS S,LAGARI V S,2012. The role of diet in osteoporosis prevention and management[J]. Current Osteoporosis Reports,10(4):296-302.

LIAO Z H,GONG Y F,KAI G Y,et al,2005. An intron-free methyl jasmonate inducible geranylgeranyl diphosphate-synthase gene from *Taxus media* and its functional identification in yeast[J]. Molecular Biology,39(1): 11-17.

LIN J,ZHENG M,WANG J,et al,2008. Efficient transformation and expression of gfp gene in the edible mushroom *Pleurotus nebrodensis*[J]. Progress in Natural Science,18(7):819-824.

LUIKING Y C,TENHAVE G A,WOLFE R R,et al,2012. Arginine de novo and nitric oxide production in disease states[J]. American Journal of Physiology Endocrinology and Metabolism,303(10):1177-1189.

MIN H,CHA J Y,CHAN L,et al,2012. Retracted:quality and sensory characterization of white jelly mushroom(*Tremella fuciformis*)as a meat substitute in pork patty formulation[J]. Journal of Food Processing and Preservation,38(3):1018-1023.

MANETTI C,BIANCHETTI C,CASCIANI L,et al,2006. A metabonomic study of transgenic maize (Zea mays) seeds revealed variations in osmolytes and branched amino acids[J]. Journal of Experimental Botany,57 (11):2613-2625.

MASTROPAOLO D,CAMERMAN A,LUO Y,et al,1995. Crystal and molecular structure of paclitaxel(taxol)[J]. Proceedings of the National Academy of Sciences of the United,92(15):6920-6924.

MAU J L,WU K T,WU Y H,et al,1998. Nonvolatile taste components of ear mushrooms[J]. Journal of Agricultural and Food Chemistry, 46 (11): 4583-4586.

MAU J L,LIN H C,CHEN C C,2001a. Non-volatile components of several medicinal mushrooms[J]. Food Research International,34(6):521-526.

MAU J L,LIN H C,MA J T,et al,2001b. Non-volatile taste components of several speciality mushrooms[J]. Food Chemistry,73(4):461-466.

MILLWARD D J,2012. Knowledge gained from studies of leucine consumption in animals and humans[J]. Journal of Nutrition,142(12):2212-2219.

NAILL M C,ROBERTS S C,2005. Flow cytometric analysis of protein content in *Taxus* protoplasts and single cells as compared to aggregated suspension cultures[J]. Plant Cell Reports,23(8):528-533.

NEGRULESCU A,PATRULEA V,MINCEA M M,et al,2012. Adapting the reducing sugars method with dinitrosalicylic acid to microtiter plates and microwave heating[J]. Journal of the Brazilian Chemical Society,23(12): 2176-2182.

NICASTRO H,DALUZ C R,CHAVES D F,et al,2012. Does branched-chain amino acids supplementation modulate skeletal muscle pemodeling through inflammation modulation? possible mechanisms of action [J]. Journal of Nutrition and Metabolism,12:10.

NIMS E,DUBOIS C P,ROBERTS S C,et al,2006. Expression profiling of genes involved in paclitaxel biosynthesis for targeted metabolic engineering[J]. Metabolic Engineering,8(5):385-394.

NOËL T,LABARÈRE J,1994. Homologous transformation of the edible ba-
sidiomycete *Agrocybe aegerita* with the URA1 gene: Characterization of
integrative events and of rearranged free plasmids in transformants[J].
Current Genetics,25(5):432-437.

OHTO C,MURAMATSU M,OBATA S,et al,2010. Production of geranylge-
raniol on overexpression of a prenyl diphosphate synthase fusion gene in
Saccharomyces cerevisiae[J]. Applied Microbiology and Biotechnology,87
(4):1327-1334.

PAUWELS L,INZÉ D,GOOSSENS A,2009. Jasmonate-inducible gene: What
does it mean? [J]. Trends in Plant Science,14(2):87-91.

PENG M,LEMKE P,SHAW J,1993. Improved conditions for protoplast for-
mation and transformation of *Pleurotus ostreatus*[J]. Applied Microbiolo-
gy and Biotechnology,40(1):101-106.

PITERA D J,PADDON C J,NEWMAN J D,et al,2007. Balancing a heterolo-
gous mevalonate pathway for improved isoprenoid production in *Esche-
richia coli*[J]. Metabolic Engineering,9(2):193-207.

QIN F Y,KANG L Z,GUO L Q,et al,2012. Composition of transgenic soy-
bean seeds with higher γ-Linolenic acid content is equivalent to that of
conventional control[J]. Journal of Agricultural and Food Chemistry,60
(9):2200-2204.

RONTEIN D,ONILLON S,HERBETTE G,et al,2008. CYP725A4 from yew
catalyzes complex structural rearrangement of Taxa-4(5),11(12)-diene
into the cyclic ether 5(12)-Oxa-3(11)-cyclotaxane[J]. Journal of Biologi-
cal Chemistry,283(10):6067-75.

RAMESSAR K,PEREMARTI A,GÓMEZ-GALERA S,et al,2007. Biosafety
and risk assessment framework for selectable marker genes in transgenic
crop plants:A case of the science not supporting the politics[J]. Trans-
genic Research,16(3):261-280.

RO D K,PARADISE E M,OUELLET M,et al,2006. Production of the anti-
malarial drug precursor artemisinic acid in engineered yeast[J]. Nature,
440(7086):940-943.

RODRIGUEZ-CONCEPION M,2004. The MEP pathway:A new target for the
development of herbicides,antibiotics and antimalarial drugs[J]. Current

Pharmaceutical Design,10(19):2391-2400.

ROHDICH F, BACHER A, EISENREICH W, 2005. Isoprenoid biosynthetic pathways as anti-infective drug targets[J]. Biochemical Society Transactions,33:785-791.

ROHMER M, GROSDEMANGE-BILLIARD C, SEEMANN M, et al, 2004. Isoprenoid biosynthesis as a novel target for antibacterial and antiparasitic drugs[J]. Current Opinion in Investigational Drugs,5(2):154-162.

RONDANELLI M, OPIZZI A, ANTONIELLO N, et al, 2011. Effect of essential amino acid supplementation on quality of life,amino acid profile and strength in institutionalized elderly patients[J]. Clinical Nutrition,30(5):571-577.

SATO T, YAEGASHI K, ISHII S, et al, 1998. Transformation of the edible *Basidiomycete Lentinus* edodes by restriction enzyme-mediated integration of plasmid DNA[J]. Bioscience,Biotechnology and Biochemistry,62(12):2346-2350.

SCHIESTL R H, REYNOLDS P, PRAKASH S, et al, 1989. Cloning and sequence analysis of the Saccharomyces cerevisiae RAD9 gene and further evidence that its product is required for cell cycle arrest induced by DNA damage[J]. Molecular and Cellular Biology,9(5):1882-1896.

SCHIFF P B, FANT J, HORWITZ S B, 1979. Promotion of microtubule assembly in vitro by taxol[J]. Nature,277(5698):665-667.

SEEMANN M, BUI B T, WOLFF M, et al, 2006. Isoprenoid biosynthesis in plant chloroplasts via the MEP pathway:Direct thylakoid/ferredoxin-dependent photoreduction of GcpE/IspG[J]. FEBS Letters, 580 (6):1547-1552.

SEMPLE-ROWLAND S L, COGGIN W E, GEESEY M, et al, 2010. Expression characteristics of dual-promoter lentiviral vectors targeting retinal photoreceptors and Muller cells[J]. Molecular Vision,16(102):916-934.

SLATER S C, VOIGE W H, DENNIS D E, 1988. Cloning and expression in *Escherichia coli* of the *Alcaligenes eutrophus* H16 poly-beta-hydroxybutyrate biosynthetic pathway[J]. Journal of Bacteriology, 170 (10):4431-4436.

SONG L S, 2003. Detection of farnesyl diphosphate accumulation in yeast

ERG9 mutants[J]. Analytical Biochemistry,317(2):180-185.

SRINIVASAN V,CIDDI V,BRINGI V,et al,1996. Metabolic inhibitors,elicitors,and precursors as tools for probing yield limitation in taxane production by *Taxus chinensis* cell cultures[J]. Biotechnology Progress,12(4): 457-465.

STIJVE T,AMAZONAS M,GILLER V,2002. Flavour and taste components of *Agaricus blazei* ss. *Heinem*:A new gourmet and medicinal mushroom [J]. Deutsche Lebensmittel Rundschau,98(12):448-453.

TAKAYA A,ZHANGA Y W,ASAWATRERATANAKUL K,et al,2003. Cloning,expression and characterization of a functional cDNA clone encoding geranylgeranyl diphosphate synthase of *Hevea brasiliensis*[J]. Biochimica Et Biophysica Acta Gene Structure and Expression,1625(2):214-220.

TOME D,2012. Criteria and markers for protein quality assessment—a review [J]. British Journal of Nutrition,108:222-229.

TONG H,WIEMER A J,NEIGHBORS J D,et al,2008. Quantitative determination of farnesyl and geranylgeranyl diphosphate levels in mammalian tissue[J]. Analytical Biochemistry,378(2):138-143.

TRIENENS M,ROHLFS M,2012. Insect-fungus interference competition:The potential role of global secondary metabolite regulation,pathway-specific mycotoxin expression and formation of oxylipins[J]. Fungal Ecology,5 (2):191-199.

TSAI C H,CHANG R C,CHIOU J F,et al,2003. Improved superoxide-generating system suitable for the assessment of the superoxide-scavenging ability of aqueous extracts of food constituents using ultraweak chemiluminescence[J]. Journal of Agricultural and Food Chemistry,51(1):58-62.

TSAI S Y,TSAI H L,MAU J L,2008. Non-volatile taste components of *Agaricus blazei*,*Agrocybe cylindracea* and *Boletus edulis*[J]. Food Chemistry,107(3):977-983.

TSENG Y H,YANG J H,LI R C,et al,2010. Quality of bread supplemented witg sliver ear[J]. Journal of Food Quality,33(1):59-71.

UKAI S,KIRIKI H,NAGAI K,et al,1992. Synthesis and antitumor activities of conjugates of mitomycin C-polysaccharide from *Tremella fuciformis*

[J]. Yakugaku Zasshi:Journal of the Pharmaceutical Society of Japan,112 (9):663-638.

ULZIIJARGAL E,MAU J L,2011. Nutrient compositions of culinary-medicinal mushroom fruiting bodies and mMycelia[J]. International Journal of Medicinal Mushrooms,13(4):343-349.

VALERIO A,D'ANTONA G,NISOLI E,2011. Branched-chain amino acids, mitochondrial biogenesis,and healthspan:An evolutionary perspective[J]. Aging Us,3(5):464-478.

VALLON T,GHANEGAONKAR S,VIELHAUER O,et al,2008. Quantitative analysis of isoprenoid diphosphate intermediates in recombinant and wild-type *Escherichia coli* strains[J]. Applied Microbiology and Biotechnology,81(1):175-182.

VAN-DE-RHEE M D,MENDES O,WERTEN M W,et al,1996. Highly efficient homologous integration via tandem exo-β-1,3-glucanase genes in the common mushroom, *Agaricus bisporus*[J]. Current Genetics, 30 (2): 166-173.

VINOGRADOV E,PETERSEN B O,DUUS J O,et al,2004. The isolation, structure,and applications of the exocellular heteropolysaccharide glucuronoxylomannan produced by yellow brain mushroom *Tremella mesenterica* Ritz. :Fr. (Heterobasidiomycetes)[J]. International Journal of Medicinal Mushrooms,6(4):335-345.

VISHWAKARMA R K,RUBY S S,SONAWANE P D,et al,2013. Molecular cloning,biochemical characterization,and differential expression of an acetyl-coA c-acetyltransferase gene(AACT)of brahmi(Bacopa monniera)[J]. Plant Molecular Biology Reporter,31(3):547-557.

WALKER K,CROTEAU R,2001. Taxol biosynthetic genes[J]. Phytochemistry,58(1):1-7.

WANG J,GUO L Q,LIN J F,2009. Composition of transgenic *Volvariella volvacea* tolerant to cold stress is equivalent to that of conventional control[J]. Journal of Agricultural and Food Chemistry,57(6):2392-2396.

WANI M C,TAYLOR H L,WALL M E,et al,1971. Plant antitumor agents. VI. The isolation and structure of taxol,a novel antileukemic and antitumor agent from *Taxus brevifolia*[J]. Journal of American Chemistry Society,93(9):2325-2327.

WILLIAMS D C,WILDUNG M R,JIN A Q,et al,2000. Heterologous expression and characterization of a "pseudomature" form of taxadiene synthase involved in paclitaxel(taxol)biosynthesis and evaluation of a potential intermediate and inhibitors of the multistep diterpene cyclization reaction [J]. Archives of Biochemistry and Biophysics,379(1):137-146.

YANG J H,LIN H C,MAU J L,2001. Non-volatile taste components of several commercial mushrooms[J]. Food Chemistry,72(4):465-471.

YUKIMUNE Y,TABATA H,HIGASHI Y,et al,1996. Methyl jasmonate-induced overproduction of paclitaxel and baccatin Ⅲ in *Taxus* cell suspension cultures[J]. Nature Biotechnology,14(9):1129-1132.

ZAMBRYSKI P,HOLSTERS M,KRUGER K,et al,1980. Tumor DNA structure in plant cells transformed by *A. tumefaciens*[J]. Science,209(4463):1385-1391.

ZHANG Y,CHEN X,RAO Z,et al,2007. Comparison of two transformation methods for *Candida glycerinogenes*[J]. Journal of Food Science and Biotechnology(3):70-74.

ZHAO J,HUANG P Z,LU Z L,et al,2006. Determination and analysis of trace elementsin Auricularia of *BaiSe*[J]. Studies of Trace Elements and Health,23(1):24-25.

ZHOU G B,KANG H,WANG L,et al,2007. Oridonin,a diterpenoid extracted from medicinal herbs,targets AML1-ETO fusion protein and shows potent antitumor activity with low adverse effects on t(8;21)leukemia in vitro and in vivo[J]. Blood,109(8):3441-3450.

ZHU H,WANG T W,SUN S J,et al,2006. Chromosomal integration of the vitreoscilla hemoglobin gene and its physiological actions in *Tremella fuciformis*[J]. Applied Microbiology and Biotechnology,72(4):770-776.

ZHUO L J,OU L S,LIU X,et al,2012. Flame atomic absorption spectrometry in *Tremella fuciformis* Zn Fe Cu Mn trace elements[J]. Studies of Trace Elements and Health,29(1):49-50.

附录 A　克隆紫杉醇合成途径关键酶基因 DNA 序列

(1)蔓地亚红豆杉紫杉烷 5α-羟基化酶 DNA 序列

atggacgccctgtataagagCACAGTTGCAAAATTTAATGAGGTCACACAG
CTGGACTGTTCCACTGAATCTTTTTCCATTGCTCTCTCATCTATTGC
TGGTATTCTTCTGCTTCTCCTGCTCTTCCGTTCTAAACGCCACTCCT
CCCTTAAACTTCCTCCTGGGAAATTAGGCATCCCTTTCATTGGCGAG
TCGTTTATCTTCCTGAGGGCTCTTCGATCGAACTCGCTGGAGCAATT
TTTTGACGAGAGAGTAAAGAAATTCGGCCTCGTGTTCAAGACCTCC
TTGATTGGGCATCCCACAGTAGTACTCTGCGGCCCTGCGGGAAACCG
GCTTATTCTGTCCAACGAGGAGAAGCTGGTGCAGATGTCGTGGCCC
GCTCAATTTATGAAGCTCATGGGGGAGAATTCCGTTGCCACCAGGA
GGGGTGAAGACCATATAGTTATGCGCTCTGCTCTTGCAGGTTTTTT
CGGCCCTGGTGCGCTGCAGAGTTACATTGGTAAAATGAATACAGAG
ATCCAGAGTCATATCAACGAAAAATGGAAGGGAAAAGATGAGGTG
AATGTACTTCCTTTGGTAAGAGAGCTCGTCTTCAACATTTCGGCCA
TCTTGTTTTTCAACATATATGATAAGCAGGAACAGGATCGTCTGCA
TAAGCTTTTGGAAACTATTCTGGTCGGAAGTTTTGCTCTTCCGATT
GACTTGCCCGGATTTGGTTTCCATAGAGCACTCCAGGGACGGGCCAA
GCTCAACAAAATTGTGCTGTCTTTAATTAAAAAGAGAAAAGAAGA
TCTGCAGTCTGGATCGGCAACAGCCACGCAGGATCTGCTCTGTTTTG
CTCACTTTCAGAGATGACAAAGGGACTCCACTCACCAATGACGAGA
TACTCGACAACTTTTCTTCTGCTCCATGCCTCCTATGACACCATC
ACTTCGCCAATGGCTTTGATTTTCAAGCTCTTGTCTTCCAATCCAGA
ATGCTATCAAAAAGTAGTTCAAGGTATGCAAACCCTATGATTTTCA
AGTTCTTATAGATTACGTATATTTATGATTTTGGACAGTCAGTTCA
TCCGCAGTCCAATCAGGTTCCTGTAAAGATAAGAGTGTGTGTTGTT
ACCTATATAGTAATCCGCTTTCACTGCAGGTTAAGGGCTGTCCAAA

ATGCAAATGCATGTGATCTTTAGATACATACTCTATGTTTTCCTTA
TTGTAATTTATAATTGCATAAATTCATATAACAGAGCAATTGGAG
ATACTTTCCAACAAAGAGGACGGCGAAGAAATCACATGGAAGGAT
CTGAAAGCCATGAAATACACATGGCAAGTAGCTCAGGAAACGCTGC
GGATGTTTCCTCCAGTTTTCGGAACATTTCGCAAGGCCATCACTGA
CATTCAGTATGATGGTTACACAATTCCAAAAGGGTGGAAGGTAAG
TCGATCTAGATTGCCCTGTTTTCATCCTGTCATAAACTCTGCCTGGT
TTTCTATAAAGAAATGACTTCTTATATATAAATGATGTGAATGA
ACAGCTGTTGTGGACAACTTACAGTACACATCCCAAGGACTTGTAT
TTCAATGAACCAGAGAAATTCATGCCTTCAAGATTCGATCAGGAAG
GAAAGCATGTAGCTCCTTACACATTTTTGCCCTTCGGTGGAGGGCA
GCGGTCATGTGTGGGATGGGAATTTTCAAAGATGGAGATTTTACT
GTTCGTTCATCATTTTGTCAAAACTTTTAGCAGCTACACCCCCGTTG
ATCCCGACGAAAAATATCAGGGGATCCACTCCCTCCTCTTCCTTCC
AAGGGATTTTCCATTAAACTGTTTccgagaccatagtcaattga

（2）蔓地亚红豆杉紫杉烷 10β-羟基化酶基因 DNA 序列

ccattcctctttcctattcacTCCCTCCTCTCTCAGACCCACCTGCTCCAAATG
GATAGCTTCATTTTTCTGAGAAGCATAGGAACAAAATTTGGGCAG
CTGGAGTCTTCCCCTGCTATCCTTTCCCTTACCCTCGCACCTATTCTC
GCCATTATTCTTCTCTTGCTCTTCCGTTACAATCACCGATCCTCTGT
TAAACTTCCCCCTGGAAAGTTAGGTTTTCCTCTCATCGGGGAGACCA
TACAATTATTGCGGACACTCCGATCAGAAACACCTCAAAAGTTTTT
TGATGATAGATTGAAGAAATTCGGTCCTGTTTACATGACTTCCCTA
ATTGGGCATCCCACAGTTGTACTCTGCGGGCCTGCGGGAAACAAAT
TAGTTCTTTCGAACGAGGACAAGCTGGTAGAGATGGAAGGGCCCAA
GTCTTTCATGAAACTGATTGGGGAAGATTCCATTGTTGCTAAAAGA
GGCGAGGATCATCGCATCTTACGCACTGCACTTGCTCGGTTTTTGGG
CGCTCAAGCTTTACAAAATTATCTGGGTAGAATGAGTTCAGAAATA
GGACACCATTTCAATGAAAAATGGAAGGGTAAAGATGAAGTGAAG
GTGCTTCCTTTGGTAAGAGGGCTTATCTTCTCCATTGCAAGCACCCT
GTTTTTCGATGTAAATGATGGACACCAACAGAAGCAACTTCATCAT
CTTCTGGAAACTATTCTTGTGGGAAGTTTGTCAGTCCCGCTGGACT
TTCCAGGAACTCGTTATCGTAAAGGGCTTCAGGCGCGGCTGAAGCT

TGATGAAATTCTCTCCTCTCTAATAAAACGCAGAAGAAGAGATCTG
CGTTCAGGCATAGCTTCTGACGATCAAGATCTACTGTCGGTGTTGC
TCACCTTCAGAGATGAAAAAGGGAACTCACTGACAGACCAGGGGAT
TCTGGACAACTTTTCTGCTATGTTTCATGCTTCATATGACACCACT
GTTGCACCAATGGCCTTGATATTTAAGCTTCTATACTCCAATCCTG
AATACCATGAAAAGTATTTCAAGGTACGCTAAATCTCTGTTACTT
TCTTTCTTTTCTACGTGTAGGTATTACAAGTCTATGTAATTTATGT
GGACATGTGTGTGGTATATGTATAACAGAGCAGTTGGAAATAATT
GGCAATAAAAGAAAGGGGAAGAAATCAGTTGGAAGGATTTGAAA
TCTATGAAATATACATGGCAAGCAGTTCAAGAATCACTACGAATGT
ACCCTCCAGTTTTTGGAATATTTCGTAAGGCTATCACTGATATTCA
TTATGATGGGTATACAATTCCAAAAGGATGGAGGGTTTTATGTTC
ACCTTATACTACACATCTGAGAGAAGAGTACTTCCCTGAGCCTGAA
GAATTCAGGCCTTCAAGATTTGAGGATGAAGGCAGGCATGTGACTC
CTTACACATATGTACCATTTGGAGGAGGCCTGCGCACATGTCCAGG
ATGGGAATTTTCAAAGATTGAGATATTACTGTTTGTCCATCATTTC
GTTAAAAATTTCAGCAGTTACATTCCAGTTGATCCCAATGAAAAG
TTTTATCAGATCCACTACCTCCTCTCCCTGCCAATGGATTTTCCATA
AAACTTTTTCCGAGATCCTAATCCATGACAGAGCATTAGATCAAGA
TGTTGGAAATAGATGGGTTAATACGATAAAGATTGTGCCTCGGTA
GAGTTTGGCTTTTATTGCTGTCTTTTATATGGATGTTAGAAAAGT
TTTCCTCTATGAGATTATCAACTAGCAATTACACATgagttgtaaattatgt
cccagc

（3）蔓地亚红豆杉紫杉烷 7β-羟基化酶基因 DNA 序列

　　gcaggagtgttcataatggatGCCCTTTCTCTTGTAAACAGCACAGTTGCAA
AATTTAATGAGGTAACGCAGCTACAGGCTTCCCCTGCTATTCTGTC
CACTGCCCTCACTGCTATTGCAGGCATTATTGTGCTCCTCGTCATCA
CTTCTAAACGCTCTTCCTCTCTAAAACTTCCTCCTGGAAGACTAGGC
CTCCCTTTCATTGGCGAGACTTTAGAGTTCGTGAAGGCTCTTCGAT
CAGACACACTTCGACAATTTGTGGAGGAAAGGGAGGGAAATTTG
GACGTGTGTTCAAGACTTCATTGCTTGGGAAGCCCACTGTAATACT
CTGTGGCCCTGCGGGAAACCGCTTAGTTCTTTCCAACGAGGAAAAA
CTGTTGCACGTGTCGTGGTCCGCCCAAATTGCCAGAATCCTGGGTTT

CAATTCTGTTGCAGTGAAAAGGGGAGATGATCACCGCGTTCTGCGT
GTCGCACTAGCAGGTTTTTTGTGCTCTGCAGGGCTACAACTTTACA
TAGGTAAAATGAGTGCACTTATCAGAAATCATATCAATGAAAAT
GGAAGGGAAAAGATGAAGTGAATGTACTGAGTTTGGTAAGAGATC
TTGTCATGGACAATTCAGCTATCTTGTTTTTCAATATATACGATAA
AGAGCGAAAGCAACAACTGCATGAAATATTGAAAATCATTCTTGC
CTCACATTTCGGCATACCTTTAAACATTCCCGGATTTTTGTATCGCA
AAGCACTCAAGGGGATTTTGAAGCGGAAAAAAATTCTCTCCGCTTT
ACTGGAAAAGAGAAAGATGAACTGCACTCAGGATTAGCGTCTAG
CAATCAAGATCTTCTCTCTGTTTTGCTCAACTTCAGAGATGAAAGA
GGGAAACCACTGAGCGACGAGGCAGTCTTAGACAACTGTTTTGCAA
TGCGGGATGCCTCCTATGACACCACCACTTCACAAATGACTCTGATT
TTAAATATGTTGTCTTCCAATCCAGAATGCTTTGAAAAAGTAGTTC
AAGGTATGCAACGCTTCTGCTCTGTTTTCTTGATTTCTCTATGTTT
GTGTTAGGTGCAATGTAATTTGTGTGGATACATTGATATAATATT
ACAGAGCAATTGGAGATAGCTTCAAATAAAAAGGAGGGAGAAGAA
ATCACAATGAAGGATATCAAAGCCATGAAATACACATGGCAAGTG
CTCCAGGAAAGTCTACGGATGCTTTCTCCAGTATTTGGAACACTTC
GTAAGACCATGAATGACATTAATCACGATGGTTACACAATTCCAAA
AGGATGGCAGGTAAATCACTCCATACTTTCATATGTCAATTTATG
TTTTTCCTTCTGAGATTCAATATATGAAATCCTGTTTTCCCCTTTG
CACAATTTGTTACAGGTTGTATGGACAACTTATTCTACACATCAGA
AAGACATATATTTCAAGCAGCCAGATAACTTCATGCCTTCGAGATT
CGAGGAGGAAGATGGGCATTTGGATGCTTATACATTCGTACCATTT
GGAGGACGACGACGGACATGTCCAGGATGGGAATACGCAAAAGTGG
AAATATTACTGTTCCTCCATCATTTTGTGAAAGCATTCAGTGGTTA
CACCCCAACTGACCCTCATGAAAGGATTTGTGGGTATCCAGTCCCTC
TTGTCCCTATCAAGGGATTTCCAAtaaaacttatcgccagatcctag

（4）蔓地亚红豆杉紫杉烷 2α-苯甲基酰基转移酶基因 DNA 序列

cagtattgaaggagaagagagtcCAAATATCTACAATGGGCAGGTTCAATG
TAGATATGATTGAGCGAGTGATCGTGGCGCCATGCCTTCAATCGCC
CAAAAATATCCTGCACCTCTCCCCCATTGACAACAAAACTAGAGGA
CTAACCAACATATTATCAGTCTACAATGCCTCCCAGAGAGTTTCTG

TTTCTGCAGATCCTGCAAAAACAATTCGAGAGGCTCTCTCCAAGGT
GCTGGTTTATTATCCCCCTTTTGCTGGAAGGCTGAGAAACACAGAA
AATGGGGATCTTGAAGTGGAGTGCACAGGGGAGGGTGCCGTCTTTG
TGGAAGCCATGGCGGACAACGACCTTTCAGTATTACAAGATTTCAA
TGAGTACGATCCATCATTTCAGCAGCTAGTTTTTAATCTTCGAGAG
GATGTCAATATTGAGGACCTCCATCTTCTAACTGTTCAGGTAACGT
TTTAGACTGCCTTTCTCATTTATTTATGCTATTTTTTTGGTTAGA
TGTCGTCGTCTTTTTTTTTGGTTGAAGGCCTGGGTTTAATCCAGTC
CTCTTTAGCTTAGATGCCAGGTCTGAAGGGTATCCATTCCCCCAAA
GTTGTATTGGGCACGTCCCGGCCTCATCCCTTTCTTATATTAGGAGT
GGAACTCTGGTGGATGGCTAGGCAACACCTTTAAACCATCATCAAC
ACTCTTGGACCACAACCCATTCGATAATTAGATGTCTTAAATGTAT
TTATGGGAATTATAATAAATAATAATGGTGGTGTGCAAAATTTTT
AAGATAATGGTCTTGAGATTGAAATGTTCCACAATTTTGTAAGTA
GATGGTTCTGTTCATCTTTATTATTTTTCTAATATGTTGAACAATT
TAAAAATAAATTTTCTTCTTATAAACATGGTGCCAATACTGTTTCT
ATCAATTTCAATTTTGTGTTTTCTATATGGGTCTTTCATGTAGGTA
CTCGTTTTACATGTGGAGGATTTGTTGTGGGCACAAAGATTCCACC
ATAGTGTATCTGATGGAAAAGGAATCGGCCCAGTTACTTAAAGGCA
TGGGAGAGATGGCAAGGGGGGAGTTTAAGCCCTCGTTAGAACCAAT
ATGGAATAGAGAAATGGTGAAGCCTGAAGACATTATGTACCTCCA
GTTTGATCACTTTGATTTCATACACCCACCTCTTAATCTTGAGAAG
TCTATTCAAGCATCTATGGTAATAAGCTTTGAGAGAATAAATTAT
ATCAAACGATGCATGATGGAAGAATGCAAAGAATTTTTTTCTGCA
TTTGAAGTTGTAGTAGCATTGATTTGGCTGGCAAGGACAAAGTCTT
TTCGAATTCCACCCAATGAGTATGTGAAAATTATCTTTCCAATCGA
CATGAGGAATTCATTTGACTCCCCTCTTCCAAAGGGATACTATGGT
AATGCTATTGGTAATGCATGTGCAATGGATAATGTCAAAGACCTCT
TAAATGGATCTCTTTTATATGCTCTAATGCTTATAAAGAAATCAA
AGTTTGCTTTAAATGAGAATTTCAAATCAAGAATCTTGACAAAAC
CATCTACATTAGATGCGAATATGAAGCATGAAAATGTAGTCGGAT
GTGGCGATTGGAGGAATTTGGGATTTTATGAAGCAGATTTTGGAT
GGGGAAATGCAGTGAATGTAAGCCCCATGCAGCAACAAAGAGAGCA

TGAATTAGCTATGCAAAATTATTTTCTTTTTCTCCGATCAGCTAAG
AACATGATTGATGGAATCAAGATACTAATGTTCATGCCTGCATCAA
TGGTGAAACCATTCAAAATTGAACTGGAAGTCACAATAAGCAAAT
ATGTGGCTAAAATATGTAACTCTAAGTTATAAAGTATGTATGACT
GCAAAATAGTAAAATATTGCATGGTGGATGCACCATAGTCAAGTA
AATAAAAAAATTGGTacttctgattattgtatgctcgg

(5)南方红豆杉 C13-苯基丙酸-侧链-CoA 转移酶基因 DNA 序列

aatccgctctgttctgaatacttAGAGATGAAGAAGACAGGTTCGTTAGCAG
AGTTCCATGTGAATATGATTGAGCGAGTCATGGTGAGACCGTGCCT
GCCTTCGCCCAAAACAATCCTCCCTCTCTCCGCCATTGACAACATGG
CAAGAGCTTTTTCTAATGTATTGCTGGTCTACGCTGCCAACATGGA
CAGAGTCTCTGCAGATCCTGCAAAAGTGATTCGAGAGGCTCTCTCC
AAGGTGCTGGTTTATTATTACCCTTTTGCTGGGCGGCTCAGAAATA
AAGAAAATGGGGAACTTGAAGTGGAGTGCACAGGGCAGGGTGTTC
TGTTTCTGGAAGCCATGGCTGACAGCGACCTTCCAGTCTTAACAGA
TCTGGATAACTACAATCCATCGTTTCAGCAGTTGATTTTTTCTCTA
CCACAGGATACAGATATTGAGGACCTCCATCTCTTGATTGTTCAGG
TGATTATATGGCTGGCTTGATATTTGGGTAACTTGAAATGATGTCT
CTATTAATGGTTACATACATGTTTCTATTGACAGCATGCTTGTGTT
CTCTTTGTTGCATGTATTTTATGCAGGTAACTCGTTTTACATGTGG
GGGTTTTGTTGTGGGAGCGAATGTGTATGGTAGTGCATGCGATGCA
AAAGGATTTGGCCAGTTTCTTCAAGGTATGGCAGAGATGGCAAGAG
GAGAGGTTAAGCCCTCGATTGAACCGATATGGAATAGAGAACTGGT
GAAGCTAGAAGATTGTATGCCCTTTCCGGATGAGTCATCTTCAAAT
TATACACGCACCTGTAATTGAGGAGAAATTTGTTCAAACATCTCTT
GTTATAAACTTTGCGATAATAAATCATATTAGACGACACATCATG
GAAGAACGCAAAGAAAGTTTATCTTCATTTGAAATTGTAGCAGCA
TTGGTTTGGCTAGCAAAGATAAAGGCTTTTCGAATTCCACATAGTG
AGAATGTGAAGCTTCTTTTTGCAATGGACTTGAGGAGATCATTTAA
TCCCCCTCTTCCACATGGATACTATGGCAATGCCTTTGGTATTGCAT
GTGCAATGGATAATGTCCATGACCTTCTAAGTGGATCTCTTTTACG
CACTACAATGATCATAAAGAAATCAAAGTTCTCTTTACACAAAGA
ACTCAACTCAAAAACCGTGAGGAGCTCGTCTGTAGTAGATGTCAAT

ACGAAGTTTGAAGATGTAGTTTCAATTAGTGATTGGAGGCATTCT
ATATATTATGAAGTGGACTTTGGGTGGGGAGATGCAATGAATGTG
AGCACTATGCTACAACAACAGGAGCACGAGAAATCTCTGCCAACTT
ATTTTTCTTTCCTACAACCTACTAAGAACATGCCAGATGGAATCAA
GATGCTAATGTTTATGCCTCCATCAAAACTGAAAACATTCAAAATT
GAAATAGAAGCTATGATAAACAAATATGTGACTAAAGTGTGTCCG
TCAAAGTTATGAAATGTGTGACTAGAGAACAGTATTcttgactttatgtatt
cggatttcc

附录 B　克隆紫杉醇合成途径关键酶基因 cDNA 序列

(1)蔓地亚红豆杉紫杉烷 5α-羟基化酶基因 cDNA 全长序列

atggacgccctgtataagagCACAGTTGCAAAATTTAATGAGGTCACACAG
CTGGACTGTTCCACTGAATCTTTTTCCATTGCTCTCTCATCTATTGC
TGGTATTCTTCTGCTTCTCCTGCTCTTCCGTTCTAAACGCCACTCCT
CCCTTAAACTTCCTCCTGGGAAATTAGGCATCCCTTTCATTGGCGAG
TCGTTTATTTTCCTTAGGGCTCTTCGATCGAACTCGCTGGAGCAAT
TTTTTGACGAGAGTAAAGAAATTCGGCCTCGTGTTCAAGACCTC
CTTGATTGGACATCCCACAGTAGTACTGCGGCCCTGCGGGAAACC
GGCTTATTCTGTCCAACGAGGAGAAGCTGGTGCAGATGTCGTGGCC
CGCTCAATTTATGAAGCTCATGGGGGAGAATTCCGTTGCCACCAGG
AGGGGTGAAGACCATATAGTTATGCGCTCTGCTCTTGCAGGTTTTT
TCGGCCCTGGTGCGCTGCAGAGTTACATTGGTAAAATGAATACAGA
GATCCAGAGTCATATCAACGAAAAATGGAAGGGAAAGATGAGGT
GAATGTACTTCCTTTGGTAAGAGAGCTCGTCTTCAACATTTCGGCC
ATCTTGTTTTTCAACATATATGATAAGCAGGAACAGGATCGTCTGC
ATAAGCTTTTGGAAACTATTCTGGTCGGAAGTTTTGCTCTTCCGAT
TGACTTGCCCGGATTTGGTTTCCATAGAGCACTCCAGGGACGGGCCA
AGCTCAACAAAATTATGCTGTCTTTAATTAAAAAGAGAAAAGAAG
ATCTGCAGTCTGGATCGGCAACAGCCACGCAGGATCTGCTCTCTGTT
TTGCTCACTTTCAGAGATGACAAAGGGACTCCACTCACCAATGATG
AGATACTCGACAACTTTTCTTCTCTGCTCCATGCCTCCTATGACACC
ACCACTTCGCCAATGGCTTTGATTTTCAAGCTCTTGTCTTCCAATCC
AGAATGCTATCAAAAAGTAGTTCAAGAGCAATTGGAGATACTTTC
CAACAAAGAGGAGGGCGAAGAAATCACATGGAAGGATCTCAAAGC
CATGAAATACACATGGCAAGTAGCTCAGGAAACGCTGCGGATGTTT
CCTCCAGTTTTCGGAACATTTCGCAAGGCCATCACTGACATTCAGTA

TGATGGTTACACAATTCCAAAAGGGTGGAAGCTGTTGTGGACAACT
TACAGTACACATCCCAAGGACTTGTATTTCAATGAACCAGAGAAAT
TCATGCCTTCAAGATTCGATCAGGAAGGAAAGCATGTAGCTCCTTA
CACATTTTTGCCCTTCGGTGGAGGCCAACGGTCATGTGTGGGATGG
GAATTTTCAAAGATGGAGATATTACTATTCGTTCATCATTTTGTCA
AAACTTTTAGCAGCTACACCCCAGTTGATCCCGACGAAAAAATATC
AGGGGATCCACTCCCTCCTCTTCCTTCCAAGGGATTTTCCATTAAAC
TGTTTccgagaccatagtcaattga

（2）蔓地亚红豆杉紫杉烯醇 5α-乙酰氧化基转移酶基因 cDNA 全长序列

atggagaagacagatttacATGTCAATCTGATTGAGAAAATGATGGTTGG
GCCATCCCTGCCTCCGCCCAAAACCACCCTGCAACTCTCCTCCATAGA
CAATCTGCCAGGGGTAAGAGGAAGCATTTTCAATGCCTTGTTAATT
TACAACGCCTCTCCCTCTCCCACCATGATCTCTGCAGATCCTGCAAA
ACTAATTAGAGAAGCTCTCGCCAAGATCCTGGTTTATTATCCCCCT
TTTGCTGGGCGCCTCAGAGAGACAGAAAATGGGGATCTGGAAGTGG
AATGCACAGGGGAGGGTGCTATGTTTTTGGAAGCCATGGCAGACAA
TGAGCTGTCTGTGTTGGGAGATTTTGATGACAGCAATCCATCATTT
CAGCAGCTACTTTTTTCGCTTTCACTCGATACCAATTTCAAAGACCT
CCCTCTTCTGGTTGTTCAGGTAACTCGTTTTACATGTGGAGGCTTT
GTTGTTGGAGTGAGTTTCCACCATGGTGTATGTGATGGTCGAGGAG
CGGCCCAATTTCTTAAAGGTCTGGCAGAGATGGCACGGGGAGAAGT
TAAGCTCTCGTTGGAACCAATATGGAATAGGGAATTAGTGAAGCT
TGATGACCCTAAATACCTCCAATTTTTTCACTTTGAATTCCTACGA
GCGCCTTCAATTGTTGAGAAAATTGTTCAAACATATTTTATTATAG
ATTTTGAGACGATAAATTATATCAAACAATCTGTTATGGAAGAAT
GTAAAGAATTTTGTTCTTCATTCGAAGTTGCATCAGCAATGACTTG
GATAGCAAGGACAAGGGCTTTTCAAATTCCAGAAAGTGAGTATGT
GAAGATTCTCTTTGGAATGGACATGAGGAACTCGTTTAATCCCCCT
CTTCCAAGTGGATACTATGGTAACTCCATTGGTACCGCATGTGCAG
TGGATAATGTTCAAGACCTCTTAAGTGGATCTCTTTTGCGTGCTAT
AATGATTATAAAGAAATCAAAGGTCTCTCTAAATGATAATTTCAA
GTCAAGAGCTGTGGTGAAGCCATCTGAATTGGATGTGAATATGAA
TCATGAAAACGTAGTTGCATTTGCTGATTGGAGCCGATTGGGATTT

GATGAAGTGGATTTTGGCTGGGGGAATGCGGTGAGTGTAAGCCCCG
TGCAACAACAGTGTGAGTTAGCAATGCAAAATTATTTTCTTTTCCT
AAAACCTTCCAAGAACAAGCCCGATGGAATCAAAATATTAATGTTT
CTGCCCCTATCAAAAATGAAGTCATTCAAAATTGAAATGGAAGCCA
TGATGAAAAAatatgtggctaaagtatga

（3）蔓地亚红豆杉紫杉烷 10β-羟基化酶基因 cDNA 序列

ccattcctctttcctattcacTCCCTCCTCTCTCAGACCCACCTGCTCCAAATG
GATAGCTTCATTTTTCTGAGAAGCATAGGAACAAAATTTGGGCAG
CTGGAGTCTTCCCCTGCTATTCTTTCCCTTACCCTCGCACCTATTCTC
GCCATTATTCTTCTCTTGCTCTTCCGTTACAATCACCGATCCTCTGT
TAAACTTCCCCCTGGAAAGTTAGGTTTTCCTCTCATCGGGGAGACCA
TACAATTATTGCGGACACTCCGATCAGAAACACCTCAAAAGTTTTT
TGATGATAGATTGAAGAAATTCGGTCCTGTTACATGACTTCCCTA
ATTGGGCATCCCACAGTTGTACTCTGCGGGCCTGCGGGAAACAAAT
TAGTTCTTTCGAACGAGGACAAGCTGGTAGAGATGGAAGGGCCCAA
GTCTTTCATGAAACTGATTGGGGAAGATTCCATTGTTGCTAAAAGA
GGCGAGGATCATCGCATCTTACGCACTGCACTTGCTCGGTTTTTGGG
CGCTCAAGCTTTACAAAATTATCTGGGTAGAATGAGTTCAGAAATA
GGACACCATTTCAATGAAAAATGGAAGGGTAAAGATGAAGTGAAG
GTGCTTCCTTTGGTAAGAGGGCTTATCTTCTCCATTGCAAGCACCCT
GTTTTTCGATGTAAATGATGGACACCAACAGAAGCAACTTCATCAT
CTTCTGGAAACTATTCTTGTGGGAAGTTTGTCAGTCCCGCTGGACT
TTCCAGGAACTCGTTATCGTAAAGGGCTTCAGGCGCGGCTGAAGCT
TGATGAAATTCTCTCCTCTCTAATAAAACGCAGAAGAAGAGATCTG
CGTTCAGGCATAGCTTCTGATGATCAAGATCTACTGTCGGTGTTGC
TCACCTTCAGAGATGAAAAAGGGAACTCACTGACAGACCAGGGGAT
TCTGGACAACTTTTCTGCTATGTTTCATGCTTCATATGACACCACT
GTTGCACCAATGGCCTTGATATTTAAGCTTCTATACTCCAATCCTG
AATACCATGAAAAGTATTTCAAGAGCAGTTGGAAATAATTGGCA
ATAAAAAGAAAGGGGAAGAAATCAGTTGGAAGGATTTGAAATCTA
TGAAATATACATGGCAAGCAGTTCAAGAATCACTACGAATGTACCC
TCCAGTTTTTGGAATATTTCGTAAGGCTATCACTGATATTCATTAT
GATGGGTATACAATTCCAAAAGGATGGAGGGTTTTATGTTCACCTT

ATACTACACATCTGAGAGAAGAGTACTTCCCTGAGCCTGAAGAATT
CAGGCCTTCAAGATTTGAGGATGAAGGCAGGCATGTGACTCCTTAC
ACATATGTACCATTTGGAGGAGGCCTGCGCACATGTCCAGGATGGG
AATTTTCAAAGATTGAGATATTACTGTTTGTCCATCATTTCGTTAA
AAATTTCAGCAGTTACATTCCAGTTGATCCCAATGAAAAAGTTTTA
TCAGATCCACTACCTCCTCTCCCTGCCAATGGATTTTCCATAAAACT
TTTTCCGAGATCCTAATCCATGACAGAGCATTAGATCAAGATGTTG
GAAATAGATGGGTTAATACGATAAAGATTGTGCCTCAGTAGAGTT
TGGCTTTTATTGCTGTCTTTTATATGTATGTTAGAAAAGTTTTCCT
CTATGAGATTATCAACTAGCAATTACACATgagttgtaaattatgtcccagc

(4)蔓地亚红豆杉紫杉烷 7β-羟基化酶基因 cDNA 序列

gcaggagtgttcataatggatGCCCTTTCTCTTGTAAACAGCACAGTTGCAA
AATTTAATGAGGTAACGCAGCTACAGGCTTCCCCTGCTATTCTGTC
CACTGCCCTCACTGCTATTGCAGGCATTATTGTGCTCCTCGTCATCA
CTTCTAAACGCCGTTCCTCTCTTAAACTTCCTCCTGGAAAACTAGGC
CTCCCTTTCATTGGCGAGACTTTAGAGTTCGTGAAGGCTCTTCGAT
CAGACACACTTCGACAATTTGTGGAGGAAAGGGAGGGGAAATTTG
GACGTGTGTTCAAGACTTCATTGCTTGGGAAGCCCACTGTAATACT
CTGCGGCCCTGCGGGAAACCGCTTAGTTCTTTCCAACGAGGAAAAA
CTGTTGCACGTGTCGTGGTCCGCCCAAATTGCCAGAATCCTGGGTCT
CAATTCTGTTGCAGTGAAAAGGGGAGATGATCACCGCGTTCTGCGT
GTCGCACTAGCAGGTTTTTGGGCTCTGCAGGCTACAGCTTTACA
TAGGTAAAATGAGTGCACTTATCAGAAATCATATCAATGAAAAT
GGAAGGGAAAAGATGAAGTGAATGTACTGAGTTTGGTAAGAGATC
TTGTCATGGACAATTCAGCTATCTTGTTTTTCAATATATACGATAA
CGAGCGAAAGCAACAACTGCATGAAATATTGAAAATCATTCTTGCC
TCACATTTCGGCATACCTTTAAACATTCCCGGATTTCTGTATCGCAA
AGCACTCAAGGGGAGTTTGAAGCGGAAAAAAATTCTCTCCGCTTTA
CTGGAAAAGAGAAAAGACGAACTGCGCTCAGGATTAGCGTCTAGCA
ATCAAGATCTTCTCTCTGTTTTGCTCAGCTTCAGAGATGAAAGAGG
GAAACCACTGAGCGACGAGGCAGTCTTAGACAACTGTTTTGCAATG
CTGGATGCCTCCTATGACACCACCACTTCACAAATGACTCTGATTTT
AAAGATGTTGTCTTCCAATCCAGAATGCTTTGAAAAAGTAGTTCAA

GAGCAATTGGAGATAGCGTCAAATAAAAAGGAGGGAGAAGAAATC
ACAATGAAGGATATCAAAGCCATGAAATACACATGGCAAGTGCTCC
AGGAAAGTCTACGGATGCTTTCTCCAGTATTTGGAACACTTCGTAA
GACCATGAATGACATTAATCACGATGGTTACACAATTCCAAAAGGA
TGGCAGGTTGTATGGACAACTTATTCTACACATCAGAAAGACATAT
ATTTCAAGCAGCCAGATAAATTCATGCCTTCGAGATTCGAAGAGGA
AGATGGGCATTTGGATGCTTATACATTCGTACCATTTGGAGGAGGA
CGGCGGACATGTCCAGGATGGGAATACGCAAAGTGGAAATATTA
CTGTTCCTCCATCATTTGTGAAAGCATTCAGTGGTTACACCCCAAC
TGACCCTCATGAAAGGATTTGTGGGTATCCAGTCCCTCTTGTCCCTG
TCAAGGGATTTCCAAtaaaacttatcgccagatcctag

（5）蔓地亚红豆杉紫杉烷 2α-苯甲基酰基转移酶基因 cDNA 序列

cagtattgaaggagaagagagtcCAAATATCTACAATGGGCAGGTTCAATG
TAGATATGATTGAGCGAGTGATCGTGGCGCCATGCCTTCAATCGCC
CAAAAATATCCTGCACCTCTCCCCCATTGACAACAAAACCAGAGGA
CTAACCAACATATTATCAGTCTACAATGCCTCCCAGAGAGTTTCTG
TTTCTGCAGATCCTGCAAAAACAATTCGAGAGGCTCTCTCCAAGGT
GCTGGTTTATTATCCCCCTTTTGCTGGAAGGCTGAGAAACACAGAA
AATGGGGATCTTGAAGTGGAGTGCACAGGGGAGGGTGCCGTCTTTG
TGGAAGCCATGGCGGACAACGACCTTTCAGTATTACAAGATTTCAA
TGAGTACGATCCATCATTTCAGCAGTTATTTTTTTATCTTCCAGAG
GATGTCAATATTGAGGACCTCCATCTTCTAACTGTTCAGGTAACTC
GTTTTACATGTGGGGGATTTGTTGTGGGCACAAGATTCCACCATAG
TGTATCTGATGGAAAAGGAATTGGCGAGTTACTTAAAGGCATGGG
AGAGATGGCAAGGGGGAAGTTTAAGCCCTCGTTAGAACCAATATGG
AATAGAGAAATGGTGAAGCCTAAAGACATTATGTACCTTCAGTTT
GATCAGTTTGATTTCATACGCCCACCTCTTAATCTTGAGAAGTCTA
TTCAAGCATCTATGGTAATAAGCTTTGAGAGAATAAATTATATCA
AACGATGCATGATGGAAGAATGCAACGAATTTTTTTCTGCATTTGA
AGTTGTAGTAGCATTGATTTGGCTGGCAAGGACAAAGTCTTTTCGA
ATTCCACCCAATGAGTATGTGAAAATTATCTTTCCAATCGACATGA
GGAATTCATTTGACCCCCCTCTTCCAAAGGGATACTATGGTAATGC
TATTGGTAATGCATGTGCAATGGATAATGTCAAATACCTCTTAAA

TGGATCTCTTTTATATGCTCTAATGCTTATAAAGAAATCAAAGTTT
TCTTTATATGAAAATTTCAAATCAAGAATCTTGACAAAACCATCTA
CATTAGATGCAAATATGAAGCATGAAAATGTAATCGGATGTGGCG
ATTGGAGGAATTTGGGATTTTATGAAGCAAATTTTGGATGGGGAA
ATGCACTGAATGTAAGCCCCATGCAGCAACAAAGGGAGCATGAATT
AGCTATGCAAAATTATTTTCTTTTTCTCCGATCAGCTGAGAACATG
ATTGATGGAATCAAGATACTAATGTTCATGCCTTCATCAATGGTGA
AGCCATTCAAAATTGAAATGGAAGTCACAATAAACAAATATGTGG
CTAAAATATGTAACTCTAATTTATAAAGTATGTATGACTGCAAAA
TAGTAAAATATTGCATGGTGGATGCACCATAGTCAAGTAAATAAA
AAATTTGGTacttctgattattgtatgctcgg

(6)南方红豆杉 C13-苯基丙酸-侧链-CoA 转移酶基因 cDNA 序列

aatccgctctgttctgaatacttAGAGATGAAGAAGACAGGTTCGTTAGCAG
AGTTCCATGTGAATATGATTGAGCGAGTCATGGTGAGACCGTGCCT
GCCTTCGCCCAAAACAATCCTCCCTCTCTCCGCCATTGACAACATGG
CAAGAGCTTTTTCTAATGTATTGCTGGTCTACGCTGCCAACATGGA
CAGAGTCTCTGCAGATCCTGCAAAAGTGATTCGAGAGGCTCTCTCC
AAGGTGCTGGTTTATTATTACCCTTTTGCTGGGCGGCTCAGAAATA
AAGAAAATGGGGAACTTGAAGTGGAGTGCACAGGGCAGGGTGTTC
TGTTTCTGGAAGCCATGGCTGACAGCGACCTTCCAGTCTTAACAGA
TCTGGATAACTACAATCCATCGTTTCAGCAGTTGATTTTTTCTCTA
CCACAGGATACAGATATTGAGGACCTCCATCTCTTGATTGTTCAGG
TAACTCGTTTTACATGTGGGGGTTTTGTTGTGGGAGCGAATGTGTA
TGGTAGTGCATGCGATGCAAAAGGATTTGGCCAGTTTCTTCAAGGT
ATGGCAGAGATGGCAAGAGGAGAGGTTAAGCCCTCGATTGAACCGA
TATGGAATAGAGAACTGGTGAAGCTAGAAGATTGTATGCCCTTTCC
GGATGAGTCATCTTCAAATTATACACGCACCTGTAATTGAGGAGAA
ATTTGTTCAAACATCTCTTGTTATAAACTTTGCGATAATAAATCAT
ATTAGACGACACATCATGGAAGAACGCAAAGAAAGTTTATCTTCA
TTTGAAATTGTAGCAGCATTGGTTTGGCTAGCAAAGATAAAGGCT
TTTCGAATTCCACATAGTGAGAATGTGAAGCTTCTTTTTGCAATGG
ACTTGAGGAGATCATTTAATCCCCCTCTTCCACATGGATACTATGG
CAATGCCTTTGGTATTGCATGTGCAATGGATAATGTCCATGACCTT

CTAAGTGGATCTCTTTTACGCACTACAATGATCATAAAGAAATCAA
AGTTCTCTTTACACAAAGAACTCAACTCAAAAACCGTGAGGAGCTC
GTCTGTAGTAGATGTCAATACGAAGTTTGAAGATGTAGTTTCAAT
TAGTGATTGGAGGCATTCTATATATTATGAAGTGGACTTTGGGTG
GGGAGATGCAATGAATGTGAGCACTATGCTACAACAACAGGAGCAC
GAGAAATCTCTGCCAACTTATTTTTCTTTCCTACAACCTACTAAGA
ACATGCCAGATGGAATCAAGATGCTAATGTTTATGCCTCCATCAAA
ACTGAAAACATTCAAAATTGAAATAGAAGCTATGATAAACAAATA
TGTGACTAAAGTGTGTCCGTCAAAGTTATGAAATGTGTGACTAGA